TEMARIO ABREVIADO DE

ANATOMÍA HUMANA

 edicionesmasters@gmail.com

TEMARIO ABREVIADO DE ANATOMÍA HUMANA

TEMA I

INTRODUCCIÓN A LA ANATOMÍA

1.- CONCEPTO DE ANATOMÍA Y FISIOLOGÍA

El estudio del cuerpo humano se realiza fundamentalmente a través de dos ciencias la anatomía y la fisiología.

ANATOMÍA.   Ciencia que estudia la estructura corporal, la morfología, es decir, estudia como es el cuerpo humano.

FISIOLOGÍA   Ciencia que estudia el funcionamiento normal del cuerpo Humano.

En anatomía se realiza un estudio morfológico, descriptivo de las distintas estructuras del organismo, mientras que en fisiología se observa la actividad de las estructuras.

Para el estudio de las diferentes estructuras del cuerpo humano se parte de una posición convencional que se denomina **"Posición Anatómica"**

2.- POSICIÓN ANATÓMICA

"El cuerpo está recto, con la mirada en el horizonte, los pies entre abiertos, los brazos a lo largo del cuerpo con las palmas de la mano hacia delante.

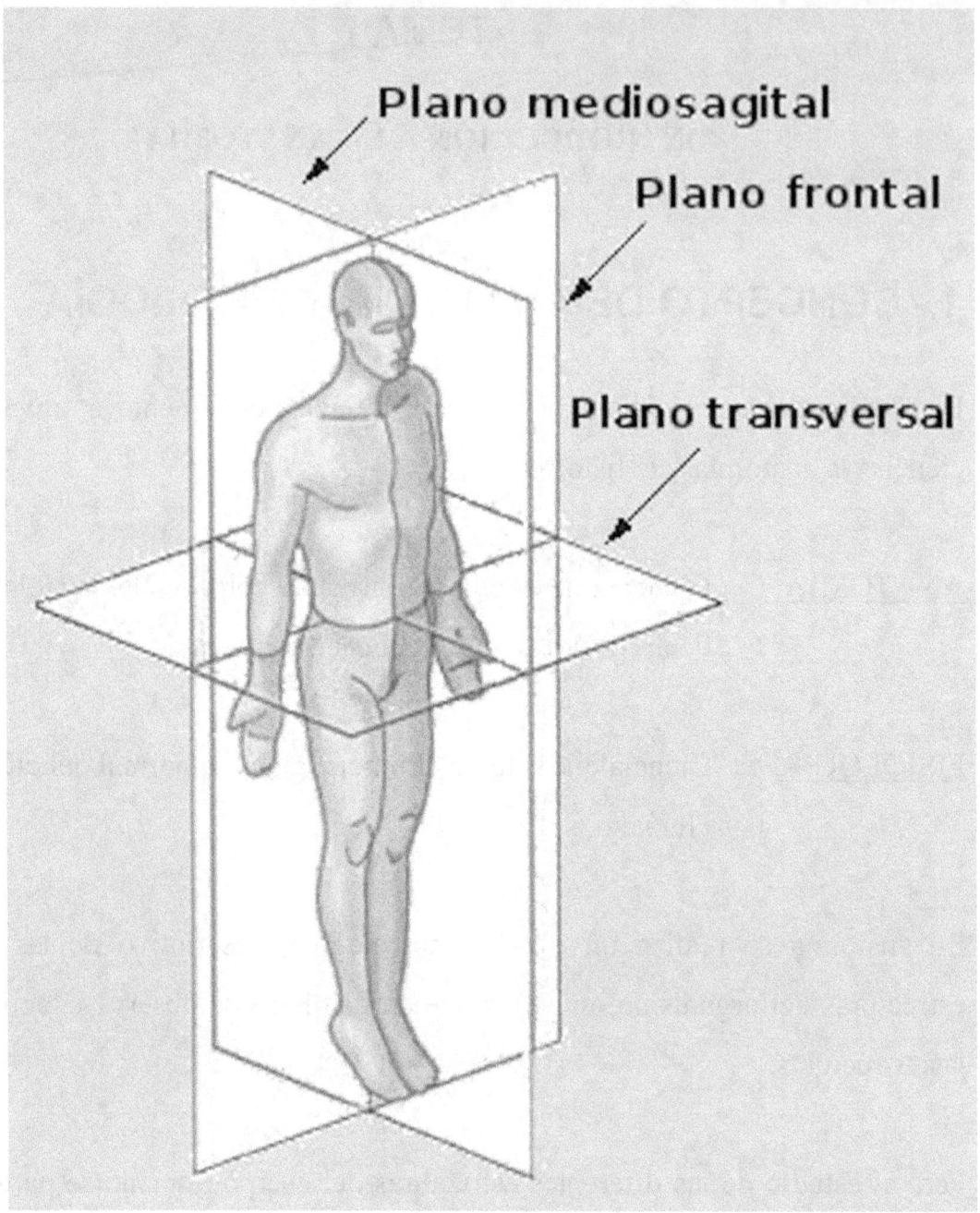

2.1 Planos

- <u>SAGITAL:</u> Divide al cuerpo en dos partes iguales laterales
- <u>TRANSVERSAL/HORIZONTAL:</u> Divide al cuerpo en dos partes, una superior y una inferior.
- <u>FRONTAL:</u> Divide al cuerpo en una cara anterior y una posterior.

2.2 Ejes

A cada plano le corresponde un eje "recta imaginaria alrededor del cual se realiza un movimiento"

<u>EJE TRANSVERSAL:</u>	Plano sagital
<u>EJE VERTICAL:</u>	Plano horizontal
<u>EJE SAGITAL:</u>	Plano frontal

2.3 Movimientos

- Flexión: reduce el ángulo entre los huesos
- Extensión: aumenta el ángulo entre los huesos
- Abducción: separa una parte del plano medio del cuerpo
- Rotación: mueve una parte del cuerpo hacia el plano medio
- Supinación: lleva la palma de la mano hacia arriba con el codo a 90°.
- Pronación: llevar la palma de la mano hacia abajo con el codo a 90°
- Circunducción: suma de todos los movimientos de una articulación.
- Inversión: llevar la planta del pié hacia dentro.
- Eversión: llevar la planta del pié hacia fuera.

ANATOMÍA TOPOGRÁFICA

Regiones del cuerpo

Región del cuerpo	Zona o ejemplo	Región del cuerpo	Zona o ejemplo
Abdominal	Torso anterior bajo el diafragma	Orbital u oftálmica	Ojos
Antebraquial	Antebrazo	Femoral	Muslo
Antecubital	Zona hundida delante del codo	Glúteos	Nalga
Axilar	Axila	Inguinal	Ingle
Braquial	Brazo	Lumbar	Parte inferior del dorso entre costillas y pelvis
Calcánea	Talón	Mamaria	Mama
Carpiana	Muñeca	Occipital	Zona posterior de la parte inferior del cráneo
Cervical	Cuello	Olecraníana	Parte posterior codo
Cigomática	Mejilla	Palmar	Palma de la mano
Craneal	Cráneo	Pélvica	Parte inferior del torso
Crural	Pierna	Perineal	Zona entre el ano y los genitales.
Cubital	Codo		
Cutánea	Piel	Plantar	Planta del pie
De la cadera	Cadera	Podal	Pie
De la mano	Mano	Poplítea	Zona posterior de la rodilla.
Del pulgar	Dedo pulgar	Púbica	Pubis
Digital	Dedos manos y pies	Rotuliana	Parte anterior rodilla
Dorsal	Espalda	Supraclavicular	Zona sobre clavícula

Facial	Cara	Sural	Pantorrilla
Bucal	Mejilla (interior)	Tarsiana	Tobillo
Frontal	Frente	Temporal	Lado del cráneo
Nasal	Nariz	Torácica	Tórax
Oral	Boca	Umbilical	Zona que rodea el ombligo

CUADRANTES Y CAVIDADES

ÓRGANOS EN LAS CAVIDADES VENTRALES DEL CUERPO

Región del cuerpo	Órganos
CAVIDAD TORÁCICA	
Cavidad pleural derecha:	Pulmón derecho (cavidad pleural)
Mediastino:	Corazón (cavidad pericárdica)
	Tráquea
	Bronquios derecho e izquierdo
	Esófago
	Timo
	Arco aórtico y aorta torácica
	Venas cavas
	Varios ganglios linfáticos y nervios
	Conducto torácico.
Cavidad pleural izquierda	Pulmón izquierdo
CAVIDAD ABDOMINOPÉLVICA	
Cavidad abdominal	Hígado
	Vesícula biliar
	Estómago

Páncreas

Intestino

Bazo

Riñones

Uréteres

Cavidad pélvica

Vejiga urinaria

Órganos reproductores femeninos

Útero

Trompas uterinas

Ovarios

Órganos reproductores masculinos

Próstata

Vesículas seminales

Partes del conducto deferente

Parte del intestino grueso

Concretamente colon sigmoide y recto

3.- TEJIDOS

Las células de los animales pluricelulares, pueden ser de gran diversidad dependiendo de la función que realicen:

Células de absorción: Captan sustancias, como en la absorción intestinal.

Células de Secreción: Con numerosas vacuolas que liberan su contenido al exterior.

Células Nerviosas: captan y trasmiten impulsos nerviosos.

Células sensoriales: Receptores especializados para responder a estímulos de presión, luz, sustancias químicas. Las más especializadas son unas células de la retina llamadas CONOS y BASTONES, las primeras son responsables de captar el color, y las segundas de captar el color blanco y negro.

Las **células germinales** o gametos son encargadas de la reproducción.

Las **células musculares** encargadas de las contracciones etc...

Cada uno de estos tipos de células se adaptan a su morfología y a su función especializada. La célula es, pues, un organismo completo que puede vivir aisladamente constituyendo un individuo independiente, o bien agrupándose y actúa como pieza fundamental en la construcción de entidades mas complejas como son los tejidos de animales o vegetales pluricelulares. La disciplina de la Biología que se encarga del estudio de la célula y sus funciones, es la Citología y la que estudia los tejidos es la Histología. Un tejido es un agregado de células que ejercen la misma función y que tienen el mismo origen embrionario. Así las células se agrupan y forman tejidos. Los tejidos se agrupan y especializan para formar órganos. En cada órgano pueden coexistir todos los tipos de tejido, adquiriendo modificaciones o adaptaciones morfológicas que les permitan un mejor ejercicio de sus funciones dentro del órgano en cuestión. En el cuerpo humano existen cuatro tipos de tejidos: Epitelial, Conjuntivo, Muscular y Nervioso.

3.1 Tejido Epitelial

Los tejidos epiteliales o epitelios, son un grupo de tejidos constituidos por células de diferentes morfológicas y origen embrionario. Su función mas generalizada es la de recubrimiento de superficies **internas** (cavidades) y **externas**. Aunque participen también en actividades de absorción y secreción.

Las células epiteliales se caracterizan por estar sometidas a una renovación constante, sobre todo los epitelios que están en contacto con el medio (vías respiratorias, digestivas y epidermitis) que sufren una abrasión constante.
Sean del tipo que sean, los epitelios se apoyan sobre una lamina basal que los separa del tejido conjuntivo subyacente, el cual les proporciona oxigeno y nutrientes, ya que **los epitelios no están vascularizados**

La clasificación de los epitelios obedece principalmente a tres criterios
a).- Función que realizan: de revestimiento, glandular y epitelios especializados.
b)- Numero de capas celulares
c).- Forma de las células

3.1.1 a) Tejido epitelial según función:

- Revestimiento:
  a) Ep. Tegumentario = Epidermis: Superficies externas del organismo.
  b) Mesotelio: Superficies externas de los órganos, forma principalmente el tejido conjuntivo (serosas, que son las capas

protectoras de los órganos). Encontramos en las intestinales el peritoneo, en la pulmonar la pleura, y en el cardíaco el epicardio

- Glandular: Células que realizan funciones de excreción y secreción (alrededor de un conducto glandular)
- Ep. Especializadas: Células especiales muy modificadas para realizar funciones muy específicas.

3.1.2 b) Tejido epitelial según numero de capas celulares

- Simple = Monoestratificado. Una sola capa de células.
- Transición: Entre el simple y el siguiente
- Estratificado: podemos encontrar el biestratificado (con dos capas de células)
- Poliestratificado: mas de dos capas de células.

3.1.3 c) Tejido epitelial según forma de células

- Planas
- Cúbicas
- Prismáticas o cilíndricas
- Calciformes
- Células transformadas: con melanina o células sensoriales.

3.2 Tejido conjuntivo (conectivo)

Con ese nombre, se distinguen una serie de tejidos muy diferentes entre sí, pero que tienen un origen común. Y su función es principalmente de relleno y sostén.

Todos los tejidos conectivos están formados por células, sustancia fundamental o matriz (en la cual se encuentran las células y fibras que con la matriz forman el soporte material del tejido conjuntivo).

Según estos tres elementos, los tejido conectivos se clasifican en: **conjuntivo** (laxo, denso, fibroso, elástico), **adiposo, cartilaginoso, óseo, hematopogético y sistema reticulo-endotelial.**

3.3 Tejido muscular

Este tejido esta constituido por muchas células especializadas llamadas **miocitos.** Fibras que tienen la propiedad de contraerse y relajarse. Estas fibras pueden encontrarse formando parte de algunos órganos u otros tejidos, o bien reunirse gruesos haces formando músculo. Según sea el tipo de fibra, pueden distinguirse 4 tipos de tejidos musculares:

- Tj. Muscular liso: Contracción involuntaria y lenta (intestino, etc.)´
- Tj. Muscular estriado voluntario
- Tj. Esquelético : Voluntaria y rápida
- TJ. Cardiaco: Contracción automática

3.4 Tejido nervioso

El funcionamiento del organismo esta regulado (además del control hormonal) por un conjunto de elementos celulares muy especializados que son las **neuronas.** Las cuales se interconectan formando el sistema nervioso.

Las neuronas son capaces de percibir los estímulos que proceden del medio externo o interno del propio organismo y conducirlos a centros en los que se integran y analizan.

Además de las neuronas, integran el sistema nervioso, elementos del tejido conjuntivo y elementos vasculares que realizan la misma función (ej. Sistema nervioso endocrino).

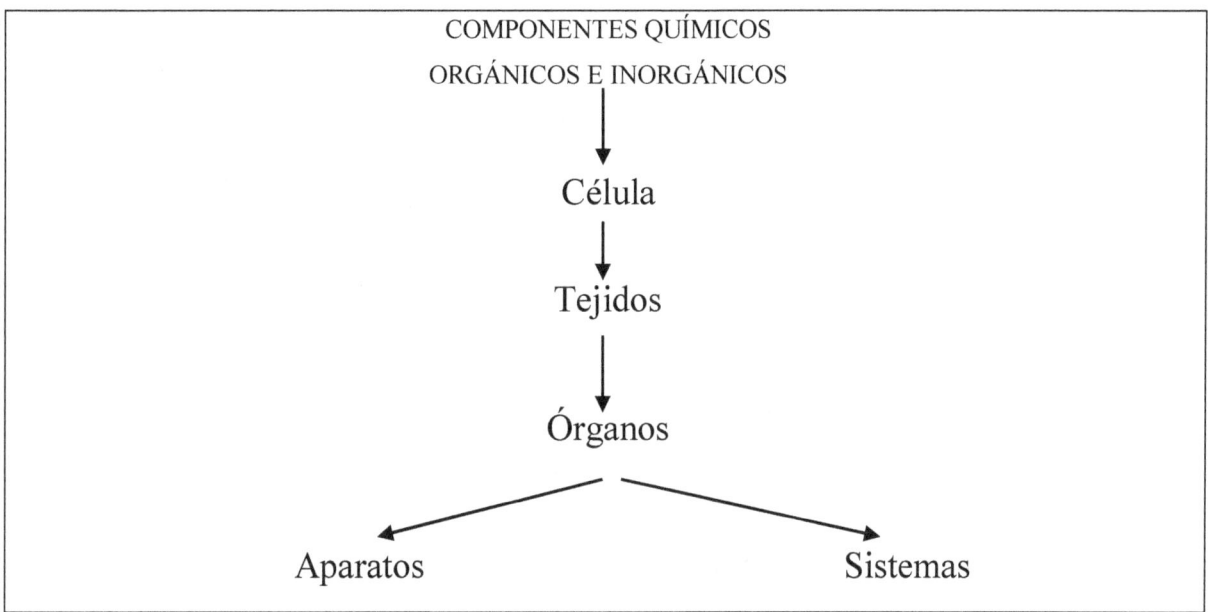

La reunión de aparatos y sistemas constituye un organismo

EJERCICIOS ANATOMÍA UNO

1- Diferencias entre anatomía y fisiología

....

....

....

2- ¿Qué es el movimiento de extensión?

....

....

3- ¿El diafragma en qué zona corporal está situado?

....

4- ¿A qué se refiere la zona plantar?

....

....

5- ¿La cavidad pleural está en…?

....

....

6- ¿Qué misión tienen las células nerviosas?

....

....

7- Función que cumplen los epitelios

....

....

....

8- ¿Qué es el tejido conjuntivo?

....

....

....

9- ¿Qué cualidad tienen las fibras musculares?

....

....

....

10-   ¿Qué entendemos por organismo?

....

....

....

TEMA II

1. SISTEMA LOCOMOTOR

Está formado por dos elementos: - los huesos

                                           - los músculos

Ambos actúan conjuntamente para realizar el movimiento, según los mensajes recibidos desde el sistema nervioso y hormonal.

2. SISTEMA ESQUELÉTICO

2.1 Introducción

La **osteología** se ocupa del estudio de los huesos, órganos blanquecinos, duros y resistentes, cuyo conjunto constituye el esqueleto. Situados en medio de las partes blandas, sirven a éstas de apoyo y aun a veces presentan cavidades, más o menos profundas, para alojarlas y protegerlas.

El esqueleto humano se compone esencialmente de una larga columna, la **columna vertebral**, en su extremidad superior, sostiene el cráneo. Su extremidad se atenúa y se afila para formar el sacro y el coxis. De la parte media de la columna precipitada se desprenden lateralmente una serie regular de arcos

óseos, las costillas, que vienen articulándose en la parte anterior en otra columna, la columna esternovertebral o esternón. Las costillas, junto con las dos columnas, vertebral y esternebral circunscriben un vasto espacio abierto por ambos extremos, el tórax. Por último, en la parte superior del tórax, de una parte, y en la parte inferior de la columna vertebral, de otra, se hallan implantados simétricamente a cada lado los dos pares de miembros: los miembros superiores o torácicos y los miembros inferiores o pélvicos.

2.2 Huesos

- <u>CONCEPTO Y ESTRUCTURA</u> El hueso es un tejido conjuntivo especial, denso, duro y ligeramente estático, que constituye los 206 huesos del esqueleto humano.

Está formado por un tejido óseo compacto, que rodea a un tejido óseo esponjoso .Está recubierto todo ello de una membrana llamada periostio. Los componentes celulares del hueso en su osteogénesis comprende solo dos grupos: Los osteoblastos y los osteoclastos.

2.3 Morfología ósea

Los huesos presentan accidentes morfológicos que reciben el nombre según sus características:

- <u>Apófisis</u>   prominencia del hueso
- <u>Cóndilos:</u>   superficie esférica: Su misión es encajar en una cavidad y servir de articulación.
- <u>Cavidad:</u>   oquedad en donde penetra el cóndilo para su encaje.
- <u>Fosas:</u>   depresiones
- <u>Cresta:</u>   saliente prolongado formando hilera.
- <u>Tubérculo:</u>   elevación rugosa

- Trocánter: mayor o menor: saliente pronunciado donde se insertan diversos músculos.

- Escotadura: ranura en el borde del hueso, por donde penetran vasos y nervios.

- Tróclea: saliente cilíndrico por donde pueden deslizarse tendones, vasos, y nervios.

2.4 Tipos de huesos

Los huesos se dividen en tres grandes grupos:

- Huesos largos: la longitud predomina sobre las otras dos. Constan de una parte central o cuerpo que recibe el nombre de diáfisis, y de dos extremos llamados epífisis. La distancia entre la diáfisis y la epífisis se denomina metáfisis. Ejemplos: Fémur, Húmero, etc.

- Huesos cortos: se llaman huesos cortos aquellos que tienen sus tres dimensiones, longitud, latitud y grosor sensiblemente iguales. Son muy resistentes y disfrutan de muy variados y poco extensos movimientos. Ejemplo: carpo, tronco, columna vertebral.

- Huesos anchos: Están formados por dos láminas de tejido óseo compacto, denominados tabla interna y tabla externa. Ejemplo: huesos del cráneo.

2.5 Formación y crecimiento de los huesos

La osificación es el proceso de formación del hueso, comienza a nivel de la clavícula y de la mandíbula, alrededor de la 5° ó 6ª semana de vida intrauterina.

Es posible distinguir un crecimiento en longitud y otro en grosor.

- Crecimiento en longitud: Se hace a expensas de los llamados cartílagos de conjunción, que separan la epífisis de la diáfisis

- Crecimiento en grosor: Se debe al periostio, que es la capa fibrosa que recubre a los huesos.

2.6 Tejido óseo:

El tejido óseo se compone de células y de una matriz orgánica calcificada.

- Células de tejido óseo: Consta de tres tipos:
  a) Los osteoblastos: responsables de la formación de tejido óseo.
  b) Los osteocitos: células del tejido óseo adulto. Son osteoblastos que han sido rodeados por la matriz ósea.
  c) Los osteoclastos: responsables de la resorción del tejido óseo

- La matriz ósea: Impregnada de sales minerales, principalmente cálcicas.
  a) Matriz orgánica: formada de fibras colágenas. Representa aproximadamente (2/3 de su dureza) el 90 % del peso de la matriz orgánica del hueso en seco.
  b) Sales minerales: Ricas en calcio y carbono, forman el 1/3 de su dureza (elasticidad).

2.7 Variedades del tejido óseo

A) Tejido óseo laminar y no laminar

1- Tejido óseo laminar: secundario, adulto o definitivo. Se encuentra normalmente en el adulto.

2- <u>Tejido óseo no laminar</u>:   primitivo, o inmaduro. Aparece inicialmente y siempre será sustituido por tejido óseo laminar.

B) <u>Tejido óseo esponjoso y compacto</u>

1- <u>Tejido óseo esponjoso:</u> Está constituido por un retículo tridimensional, ocupado por la médula ósea y por vasos.

2- <u>Tejido óseo compacto</u>: En su interior se halla excavada una red anatomótica de conductos que contienen los vasos sanguíneos y nervios amielínicos rodeados de una pequeña cantidad de tejido conjuntivo laxo:

- Unos están longitudinalmente en el centro de las osteonas, son los conductos de Navers.

- Otros traversa u oblicuamente uniendo la cavidad medular y la superficie exterior de la diáfisis, son los conductos de Volkmann.

2.7 Periostio y Endostio

Todos los huesos están formados por un tejido óseo que está revestido exteriormente por el periostio e interiormente por el endostio.

a) <u>Periostio</u>: Reviste la superficie externa de todos los huesos, excepto los cartílagos articulares.

b) <u>Endostio</u>: Fina capa de tejido conjuntivo, tapiza las paredes. Las células mesenquimatósas del endostio poseen potencialidad osteogenética y hematopoyetica.

ESTRUCTURA MICROSCÓPICA DEL HUESO

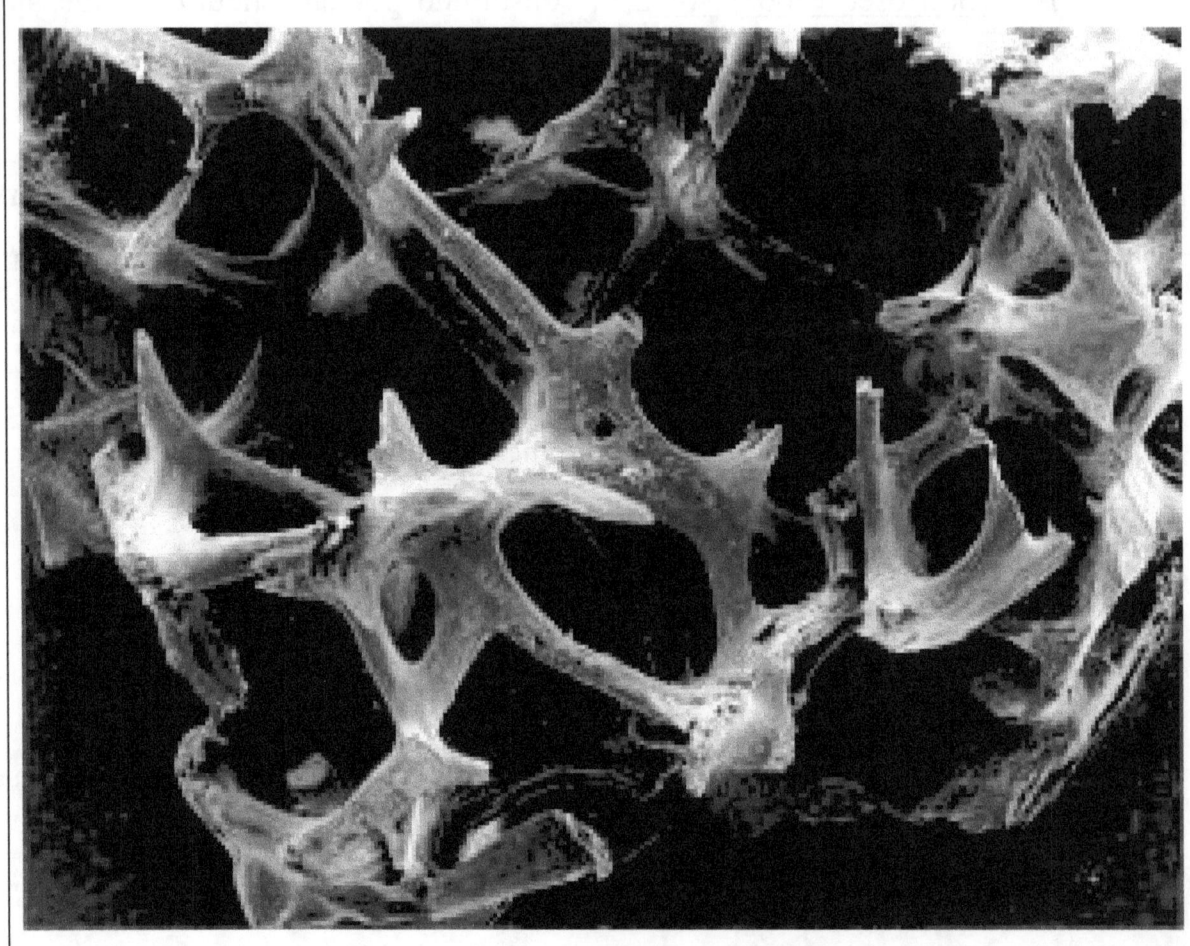

Fémur

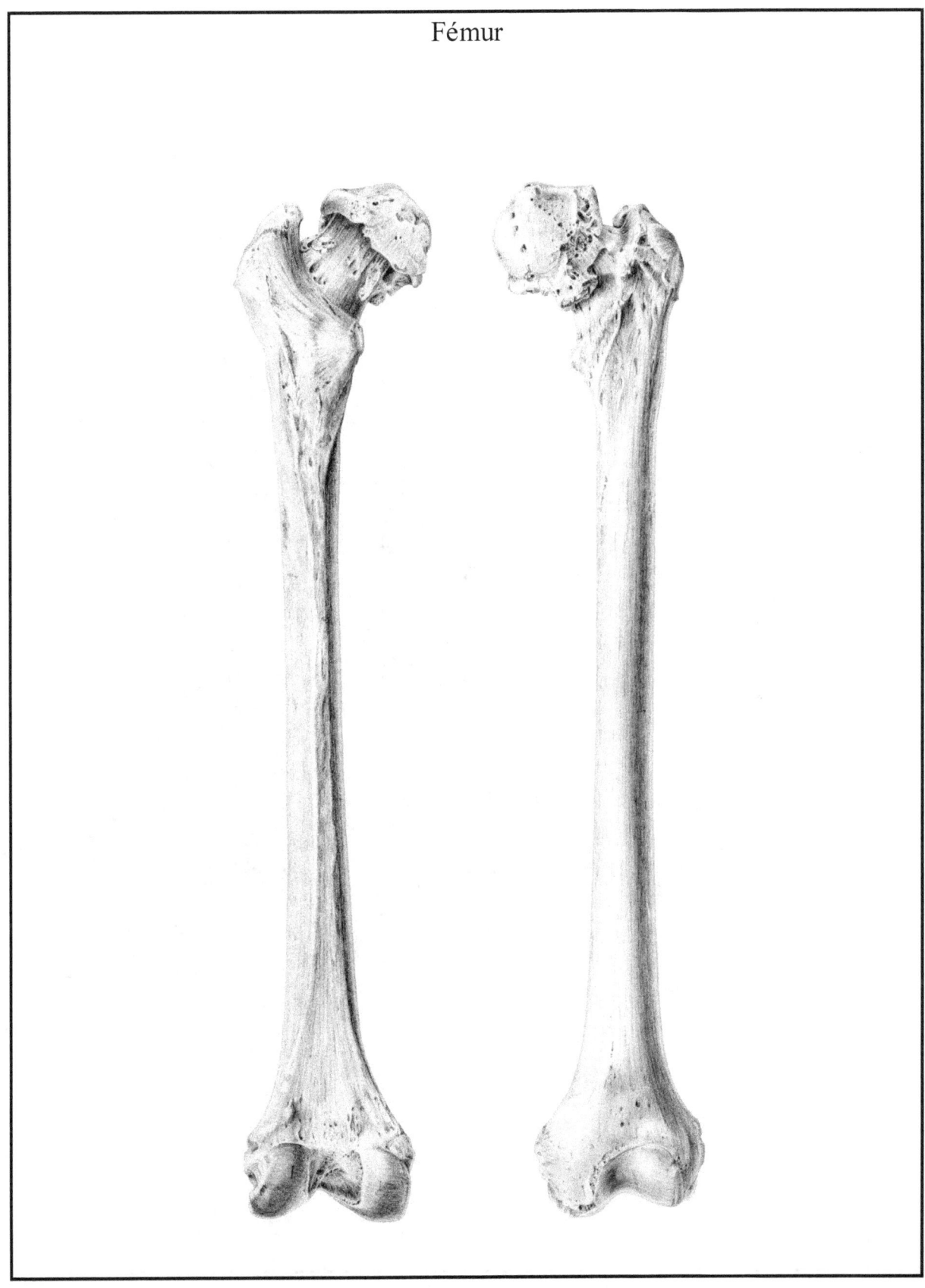

Osteoporosis

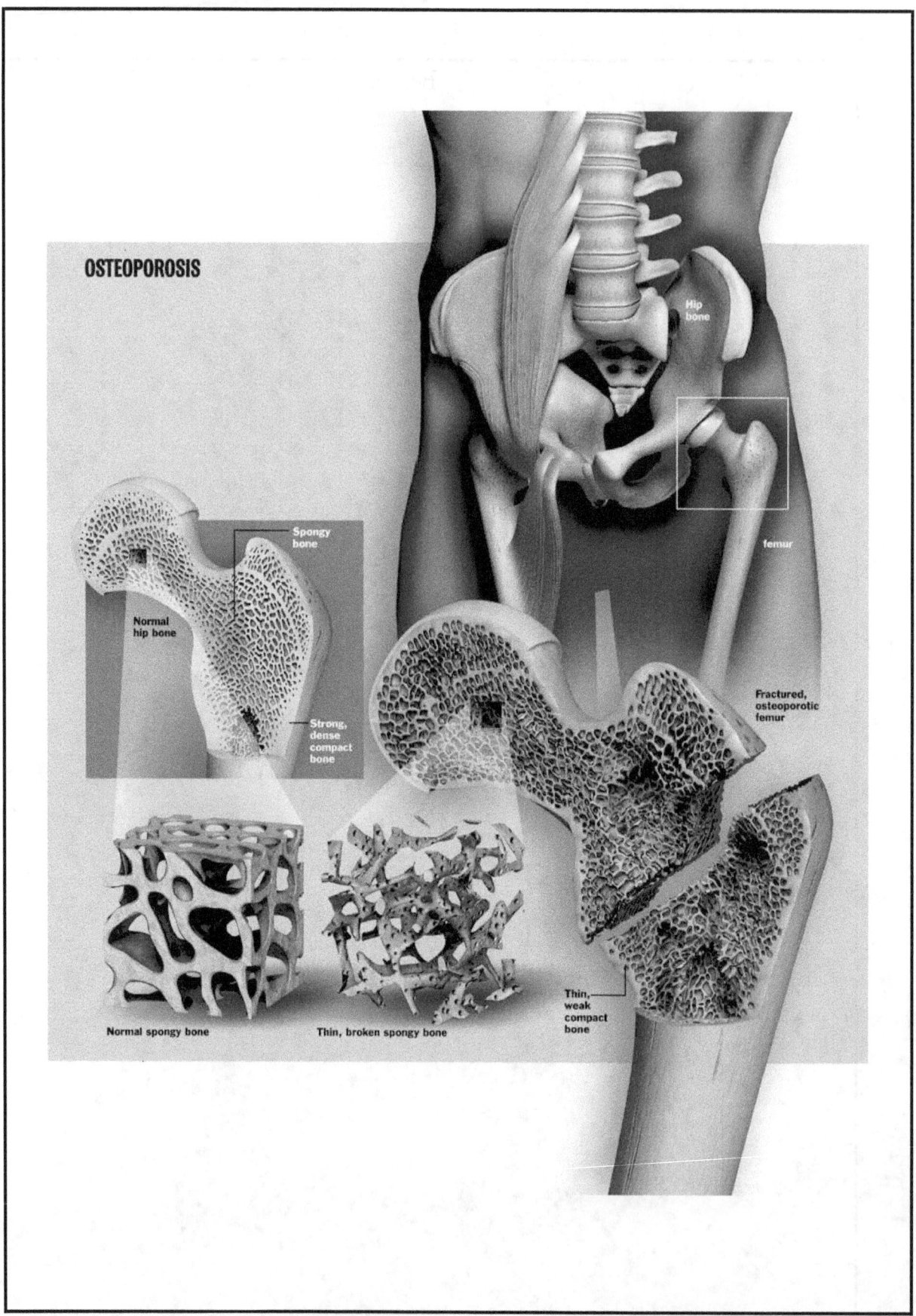

OSTEOPOROSIS

Hip bone

femur

Normal hip bone

Spongy bone

Strong, dense compact bone

Fractured, osteoporotic femur

Thin, weak compact bone

Normal spongy bone

Thin, broken spongy bone

Fractura y reparación óseas:

En una fractura ósea, el proceso de reparación es el siguiente:

Formación de hematoma de fractura.

Formación de callo externo e interno.

Remodelación ósea completa.

Diversas fracturas de la cabeza del fémur

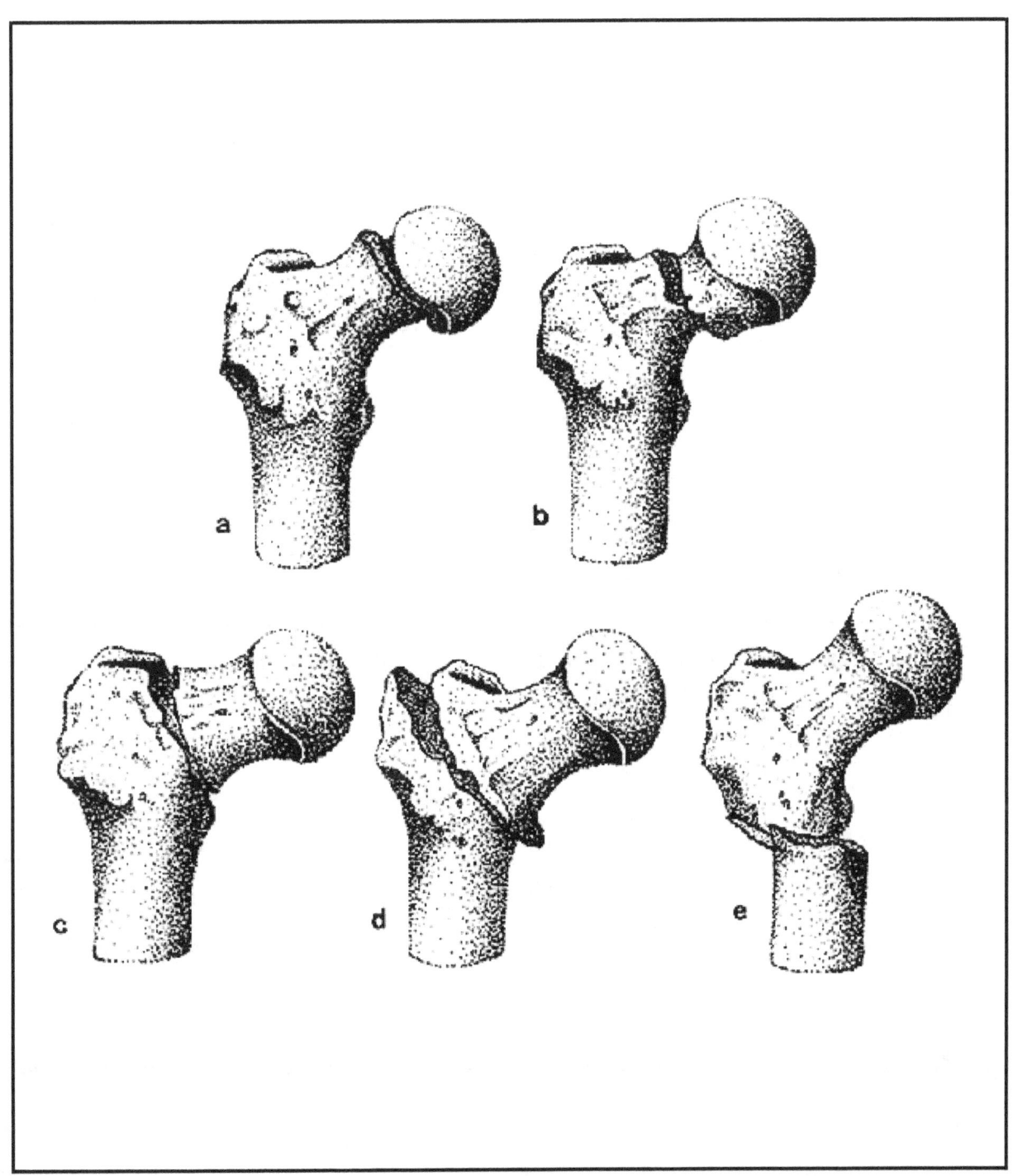

HUESOS DEL ESQUELETO (206 en total)

ESQUELETO AXIAL (80 huesos en total)

Parte del cuerpo	Nombre del hueso
Calavera (28 huesos en total)	
<u>Cráneo</u>	Frontal (1)
	Parietal (2)
	Temporal (2)
	Occipital (1)
	Esfenoides (1)
	Etmoides (1)
<u>Cara</u> (14 huesos)	Propio de la nariz (2)
	Maxilar superior (2)
	Malar (2)
	Maxilar inferior (1)
	Unguis (2)
	Palatino (2)
	Cornetes inferiores (turbinados) (2)
	Vomer (1)

ESQUELETO AXIAL (continuación)

Parte del cuerpo	Nombre del hueso
<u>Huesos del oído</u>	Martillo (2)
	Yunque (2)
	Estribo (2)
Columna vertebral (26 huesos en total)	Vértebras cervicales
	Vértebras dorsales
	Vértebras lumbares
	Sacro y Cóccix
Esternón y costillas (25 huesos en total)	Esternón
	Costillas verdaderas
	Costillas falsas
Hueso hioides (1)	

ESQUELETO APENDICULAR (126 huesos en total)

Parte del cuerpo	Nombre del hueso	Parte del cuerpo	Nombre del hueso
Extremidades superiores (Incluida la cintura escapular) (64 huesos en total)	Clavícula (2)	**Miembro inferior**	Coxales (2)
	Escápula (2)		Fémur (2)
	Húmero (2)		Rótula (2)
	Radio (2)		Tibia (2)
	Cúbito (2)		Peroné (2)
	Huesos del carpo (16)		Huesos del tarso (14)
	Metacarpianos (10)		Metatarsianos (10)
	Falanges (28)		Falanges (28).

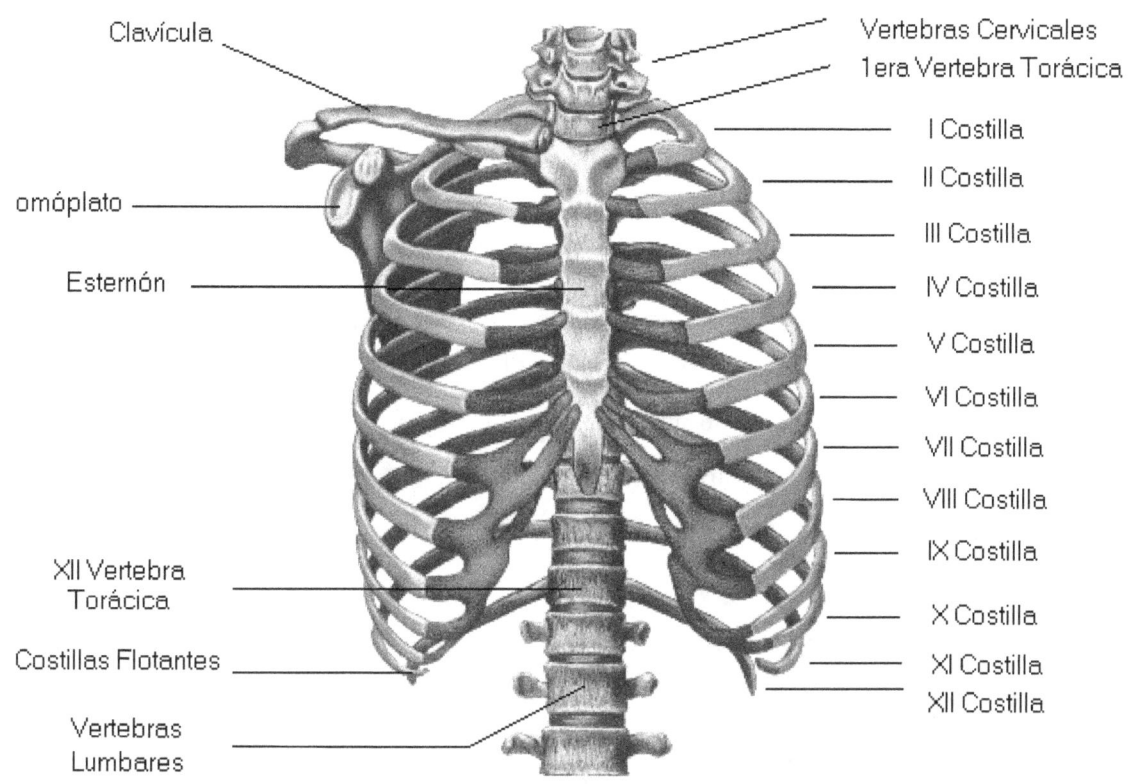

Clavícula

omóplato

Esternón

XII Vertebra
Torácica

Costillas Flotantes

Vertebras
Lumbares

Vertebras Cervicales

1era Vertebra Torácica

I Costilla

II Costilla

III Costilla

IV Costilla

V Costilla

VI Costilla

VII Costilla

VIII Costilla

IX Costilla

X Costilla

XI Costilla

XII Costilla

COMPARACIÓN DE LOS ESQUELETOS MASCULINOS Y FEMENINOS

Parte del esqueleto	Hombre	Mujer
FORMA GENERAL	Huesos más pesados y gruesos	Huesos más ligeros y finos
	Puntos de inserción muscular más abultados. Superficies articulares Relativamente anchas	Puntos de inserción muscular menos evidentes Superficies articulares relativamente pequeñas
CRÁNEO	Frente más corta verticalmente	Frente más alongada verticalmente
	Maxilares superior e inferior relativamente mayores	Maxilares superior e inferior relativamente más pequeños.
	Región facial más acentuada	Región facial más redonda, con rasgos menos marcados
	Apófisis más prominentes	Apófisis menos pronunciadas
PELVIS		
Cavidad pélvica	Más estrecha en todas sus	Más ancha en todas sus dimensiones

	dimensiones.	
	Más profunda	Más corta y espaciosa
	Estrecho inferior relativamente pequeño	Estrecho inferior relativamente ancho
Sacro	Largo, estrecho, con una conca-vidad suave (curvatura sacra)	Corto, ancho, concavidad aplanada, más acentuada en dirección posterior.
Cóccix	Menos móvil	Más móvil, sigue la dirección posterior de la curvatura sacra
Arco púbico	Angulo menor de 90°	Angulo mayor de 90°
Sínfisis del pubis	Relativamente profunda	Relativamente superficial
Espina ciática, tuberosidad ayoisquiática y espina ilíaca anterosuperior	Más vueltas hacia dentro	Más vueltas hacia fuera y más separadas
Escotadura ciática mayor	Estrecha	Ancha

TÉRMINOS UTILIZADOS PARA DESCRIBIR LAS REFERENCIAS ÓSEAS

Término	Significado	Término	Significado
Ángulo	Una esquina	**Espina**	Similar a una cresta, pero mas elevada, apófisis de punta aguda, para inserciones musculares
Apófisis	Zona de proyección elevada		
Borde	Contorno de un hueso plano o parte o reborde de una zona plana	**Fisura**	Agujero largo, para los vasos y nervios.
Cabeza	Epífisis de un hueso largo separada del tallo por una Parte más estrecha (cuello)	**Foramen**	Agujero redondo para los vasos y nervios.
		Fosa	Depresión, recibe con frecuencia un hueso que se articula.
Carilla	Superficie plana que forma una articulación con otra carilla o hueso plano	**Línea**	Es similar a una cresta, pero no tan elevada (suele ser tenue)

Cóndilo	Protuberancia redondeada formando una articulación	**Meato**	Abertura en forma de tubo
Cresta	Reborde elevado, suele ser un punto de inserción muscular	**Rama**	Parte curva de un hueso
		Seno	Cavidad en el interior de un hueso
Cuello	Parte estrecha en la base de una cabeza	**Surco**	Hendidura o depresión alargada
		Trocánter	Prominencia grande para inserciones musculares.
Cuerpo	Parte principal del hueso		
Epicóndilo	Protuberancia próxima a un cóndilo	**Tuberosidad**	Prominencia oblonga, elevada para inserciones musculares la tuberosidad pequeña, se denomina **tubérculo**
Escotadura	Depresión en forma de V en el borde de una zona plana.		

HUESOS DEL CRÁNEO

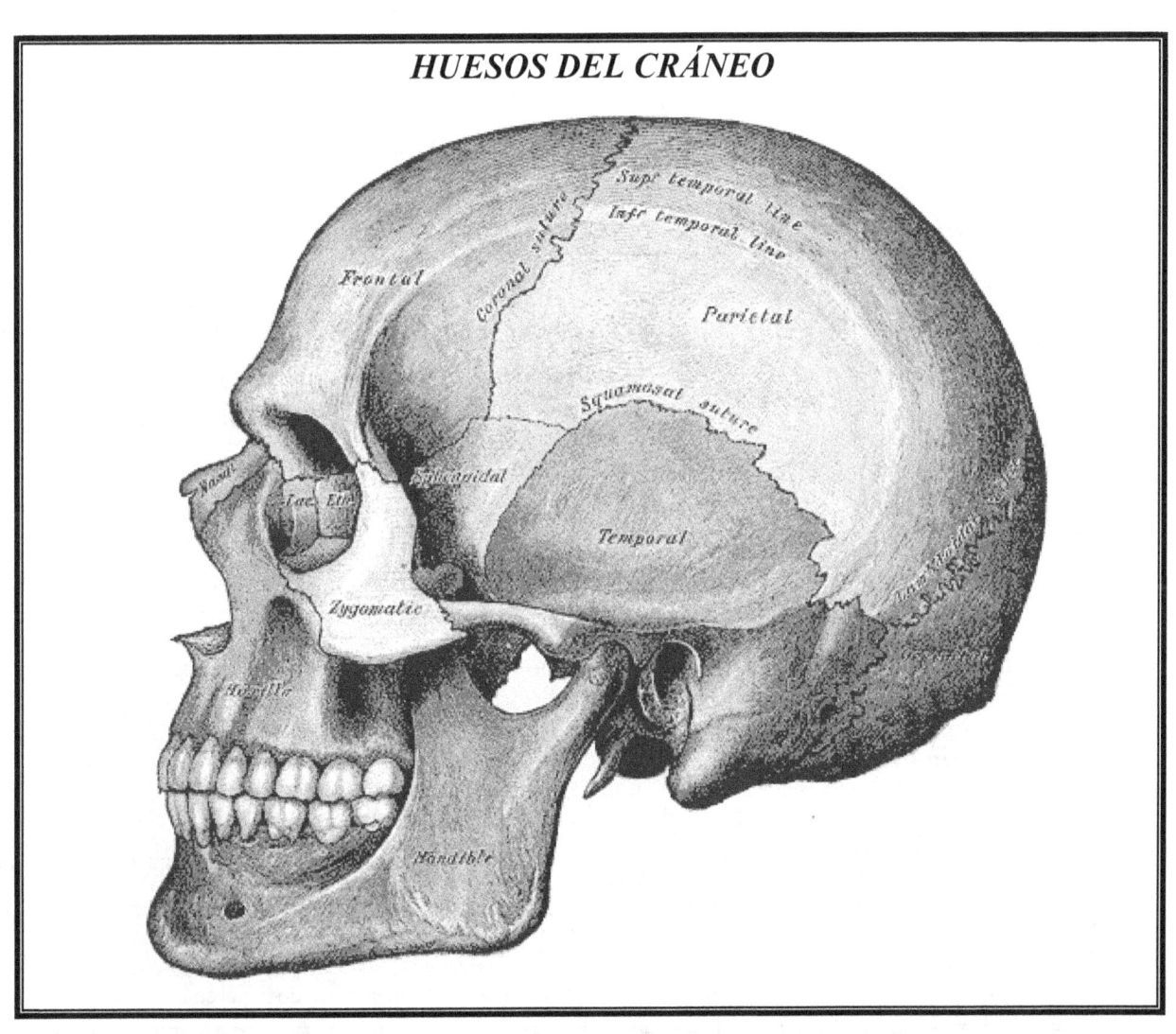

Huesos y referencias	Descripción
FRONTAL	Hueso de la frente, forma también la mayor parte del techo de las órbitas (cuencas de los ojos) y la parte anterior de la base del cráneo.
Borde supraorbitario	Borde arqueado inmediatamente bajo la ceja, forma el reborde superior de la órbita.
Senos frontales	Cavidades en el interior del hueso inmediatamente por encima del borde supraorbitario; recubiertas de mucosa; contienen aire.
Tuberosidades frontales	Prominencia sobre cada órbita, parte más prominente de la frente.
Arcos superciliares	Rebordes causados por la proyección de los senos frontales.
Agujero supraorbitarío	Agujero o escotadura en el borde supraorbitario, ligeramente por dentro de su punto medio; lo atraviesan el ,nervio y los vasos supraorbitarios.
Glabela	Zona lisa entre los arcos superciliares y encima de la nariz.
PARIETAL	Huesos prominentes, abultados, detrás del frontal, forman los lados superiores de la cavidad craneana
ESFENOIDES	Clave de la base del cráneo; forma su porción media; se parece a un murciélago con las desplegadas y las patas extendidas hacia abajo y atrás; está detrás y ligeramente por encima de la nariz y la garganta; forma parte del suelo y de las paredes laterales de la órbita.
Cuerpo	Parte central hueca en forma de cubo
Alas mayores	Prolongaciones laterales del cuerpo
Alas menores	Prolongaciones finas, triangulares de la parte superior del cuerpo del esfenoides, forman el techo de la órbita.
Silla turca	Depresión en forma de silla de montar en la cara superior del cuerpo del esfenoides. Contiene la hipófisis.
Senos esfenoidales	Espacios irregulares, recubiertos de mucosa y llenos de aire, en la parte central del esfenoides.
Apofisis pterogoideas	Prolongaciones hacia abajo, a ambos lados, donde se unen el cuerpo y las alas mayores; comparables a las patas extendidas de un murciélago, si todo el hueso se asemeja a este animal; forman parte de la pared externa de la nariz.

Agujero óptico	Abertura en la órbita en la raíz del ala menor; para el paso del nervio óptico.
Hendidura esfenoidad	Abertura en forma de hendidura en la órbita; por fuera del agujero óptico; para el paso del tercero, cuarto y parte del quinto nervio craneal.
Agujero redondo mayor	Abertura en el ala mayor para el paso de la rama maxilar del quinto nervio craneal.
Agujero oval	Abertura en el ala mayor para el paso de la rama maxilar al quinto nervio craneal.
Agujero rasgado anterior	Abertura en la unión del esfenoides, el temporal y el occipital; para el paso de la rama ascendente de la arteria faríngea.
Agujero redondo menor	Abertura del ala mayor para el paso de la arteria meni9ngea media, que riega las meninges.
TEMPORAL	Forma la parte inferior del cráneo y parte de su base, contiene las estructuras del oído medio e interno.
Parte escamosa	Parte superior del hueso, fina y destacada
Porción mastoidea	Parte inferior del hueso de superficie áspera, por detrás del orificio auditivo externo
Peñasco	Apófisis en forma de cuña que forma parte de la sección central de la base del cráneo, entre el esfenoides y los huesos occipitales. Es de extrema dureza, alberga las estructuras del oído medio e interno.
Apófisis mastoides	Protuberancia inmediatamente detrás de la oreja.
Celdillas aéreas de la mastoides	Espacios recubiertos de mucosa, llenos de aire, en el interior de la apófisis mastoides.
Conducto auditivo externo	Tubo que se prolonga en el temporal, desde el orificio auditivo externo hasta la membrana del tímpano.
Apófisis cigomática	Prolongación que se articula con el hueso malar
Orificio auditivo interno	Abertura bastante grande en la cara posterior de la parte petrosa del hueso, para el paso del octavo par craneal al oído interno y del séptimo en su camino hacia las estructuras faciales.
Cavidad glenoidea del temporal	Depresión oval, por delante del orificio auditivo externo, forma una cavidad para el cóndilo del maxilar inferior.

Apófisis estiloides	Esbelta espina del hueso que se prolonga hacia abajo y adelante desde la cara anterior del hueso, por delante de la apófisis mastoides; sule estar rota en los cráneos viejos, varios músculos y ligamentos se insertan en ella.
Agujero estilomastoideo	Abertura entre las apófisis estiloides y mastoides por donde sale el nervio facial de la cavidad craneana.
Fosa Yugular	Depresión en la cara inferior del peñasco; el principio dilatado de la vena yugular interna se aloja aquí.
Agujero rasgado posterior	Abertura en la sutura entre el peñasco y el occipital; para el paso del seno lateral y de los nervios craneales noveno, décimo y undécimo.
Conducto carotídeo	Conducto en el peñasco; se ve muy bien desde la superficie inferior del cráneo; para el paso de la arteria carótida int.
OCCIPITAL	Forma la parte posterior de la base y las paredes del cráneo.
Agujero occipital	Agujero a través del cual la médula espinal penetra en la cavidad craneana.
Cóndilos	Prolongaciones ovales, convexas, a ambos lados del agujero occipital; se articulan con las correspondientes depresiones de la primera vértebra cervical.
Protuberancia occipital externa	Destacada prominencia en la cara posterior, en la línea media, a corta distancia por encima del agujero occipital; puede palparse como un claro bulto.
Línea nucal superior	Cresta curva que se dirige hacia fuera desde la protuberancia occipital externa.
Línea nucal inferior	Cresta menos definida, paralela a la línea nucal superior, a corta distancia bajo la misma.
Protuberancia occipital interna	Proyección en la línea media en la cara interna del hueso; los surcos para los senos laterales parten hacia fuera desde ella y otro para el seno sagital se dirige hacia arriba.
ETMOIDES	Complicado e irregular hueso que participa en la construcción de la parte anterior de la base del cráneo, de la pared interna de las órbitas, de la parte superior del tabique nasal y de las paredes laterales y parte del techo de las fosas nasales. Está situado por delante del esfenoides y detrás de los huesos propios de la nariz.

CARACTERÍSTICAS ESPECIALES DEL CRÁNEO

Características	Clasificación

SUTURAS

Articulaciones fijas entre los huesos del cráneo

- Escamosa
- Coronal
- Lambdoidea
- Sagital

FONTANELAS

"Puntos blandos" de osificación incompleta al nacimiento. También son importantes para determinar la posición del cráneo durante el parto

- Frontal (o anterior)
- Occipital (o posterior)
- Esfenoidal (o anteroexterna)
- Mastoidea (o posteroexterna)

SENOS AÉREOS

Espacios o cavidades en el interior de los huesos, los que comunican con la nariz se denominan **senos paranasales,** las celdas mastoideas comunican con el oído medio en lugar de hacerlo con la nariz, excluyéndose de los senos paranasales

ÓRBITAS

Están formadas por:

Frontal	Techo de la órbita
Etmoides	Pared interna
Unguis	Pared interna
Esfenoides	Pared externa
Malar	Pared externa
Maxilar superior	Suelo
Palatino	Suelo

TABIQUE NASAL

División en la línea media de las fosas nasales
Está formado por:

- Lámina perpendicular del etmoides
- Vómer
- Cartílago

HUESOS WORMIANOS

Pequeños islotes de hueso en las suturas

MARTILLO, YUNQUE, ESTRIBO

Diminutos huesos, en la cavidad del oído medio en el hueso temporal, recuerdan a un diminuto martillo, un yunque y un estribo

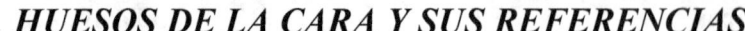

HUESOS DE LA CARA Y SUS REFERENCIAS

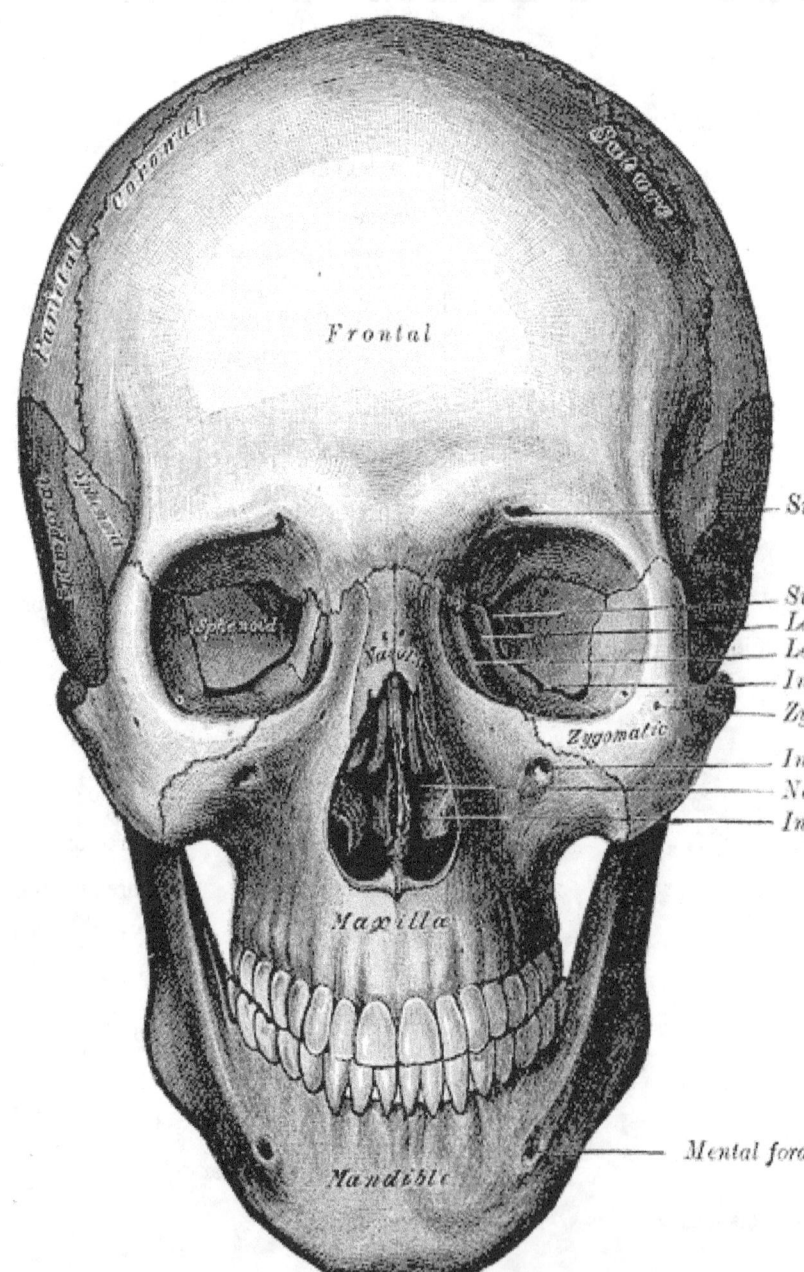

Hueso y referencias	Descripción o Clasificación
PALATINO	Forma la parte posterior del paladar duro, el suelo y parte de las paredes laterales de las fosas nasales y el suelo de la órbita
Porción horizontal	Unidas a las apófisis palatinas del maxilar superior, completa parte del paladar duro

MAXILAR INFERIOR

Mandíbula inferior el hueso más grande y fuerte de la cara

Cuerpo

Rama

Cóndilo (o cabeza)

Cuello

Porción alveolar

Orificio del conducto dentarío inferior

Agujero mentoniano

Apófisis coronoide

Ángulo

MAXILAR SUPERIOR

Mandíbulas superiores, forman parte del suelo de la órbita, la parte anterior del techo de la boca y el suelo y parte de las paredes laterales de las fosas nasales,

Apófisis alveolar

Seno maxilar

Apófisis palatina

Conducto suborbitario

Surco lagrimal

HUESOS PROPIOS DE LA NARIZ

Pequeños huesos que forman la parte superior del puente de la nariz

MALAR

Huesos de las mejillas, forman parte del suelo y de la pared lateral de la órbita.

UNGUIS

Pequeños huesos con el tamaño y forma de una uña; por detrás y por fuera de los huesos propios de la nariz en la pared interna de la órbita; participan en la formación de la pared lateral de las fosas nasales. En los cráneos viejos suelen faltar.

CORNETES NASALES INFERIORES

Que forman una especie de estantería, a lo largo de la cara interna

VOMER

Forma la parte anterior y posterior del tabique nasal

HIOIDES, VÉRTEBRAS Y HUESOS DEL TÓRAX

Huesos   **Descripción**

<u>HIOIDES</u>   Hueso en forma de **U** situado en el cuello, es el único hueso
del cuello que no se articula con ningún otro, está suspendido mediante ligamentos.

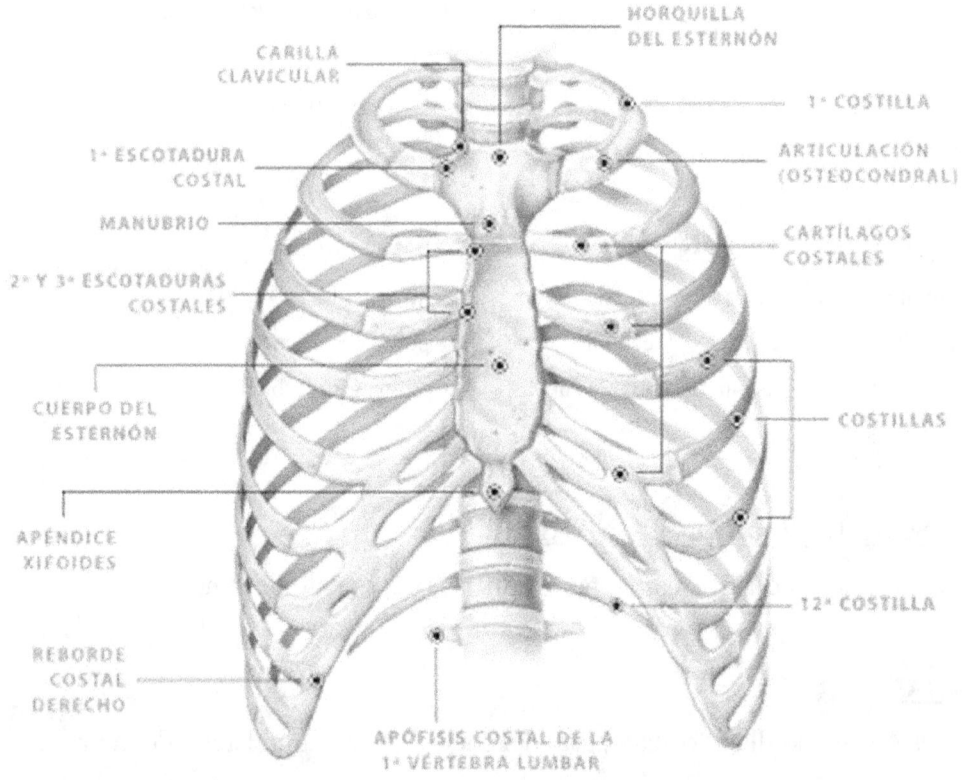

<u>COLUMNA VERTEBRAL</u>

No es realmente una columna, sino un vástago flexible, curvado y segmentado, forma el eje del cuerpo, la cabeza se balancea en su vértice, las costillas y las vísceras están suspendidas de ella por delante y las extremidades inferiores por abajo

Cuerpo

Es la parte principal, masa plan, redonda, situada anteriormente, parte de la vértebra que soporta la carga.

Pedículos

Cortas prolongaciones que se dirigen hacia atrás desde el cuerpo.

Láminas

Parte posterior de la vértebra a la que se unen los pedículos y de los que salen las prolongaciones.

Arco vertebral	Formado por los pedículos y las láminas, protege la médula
Apófisis espinosa	Apófisis aguda que se proyecta hacia abjo, desde las láminas, en la línea media.
Apófisis transversas	Proyecciones laterales, derecha e izquierda
Apòfisis articulares superīores **Apófisis articulares inferiores**	Proyección hacia arriba o hacia abajo desde las láminas, se articulan con las apófisis articulares.

Agujero vertebral	Orificio en el centro de la vértebra formado por la unión del cuerpo, los pedículos y las láminas.
Agujeros de conjunción	Orificios entre las vértebras para el paso de los nervios espinales.

HUESOS Y REFERENCIAS DE LAS EXTREMIDADES SUPERIORES

Huesos	**Descripción**
CLAVÍCULA	Hueso del cuello, la cintura escapular se une al esqueleto axial por la articulación de las clavículas.
ESCÁPULA	Paletas del hombro, junto con las clavículas forma el cinturón escapular
Bordes Superior Vertebral Axial	
Espina	Cresta afilada que atraviesa la cara superior de la escápula
Acromion	Prolongación acampanada en el extremo externo de la espina del omóplato.

Apófisis coracoides		Prolongación en la cara anterior del borde superior del hueso, aproximadamente a 2,5 cm por debajo de la clavícula.
Cavidad glenoidea		Encaje del brazo
<u>**HÚMERO**</u>		Hueso largo del brazo
Partes	**Cabeza**	
	Cuello anatómico	
	Tuberosidad mayor	
	Tuberosidad menor	
	Corredera bicipital	
	Cuello quirúrgico	
	Tuberosidad deltoidea	
	Canal de torsión	
	Epicóndilo y epitróclea	
	Cóndilo humeral	
	Tróclea	
	Fosa olecraniana	
	Fosa coronoidea	

RADIO	Hueso del antebrazo, del lado del pulgar
Partes **Cabeza** **Tuberosidad bicipital** **Apófisis estiloides**	
CÚBITO	Hueso del antebrazo, en el lado del meñique, es mas largo que el radio
Olécranon **Apófisis coronoides** **Cavidad sigmoidea mayor** **Cavidad sigmoidea menor** **Cabeza** **Apófisis estiloides**	
HUESOS DEL CARPO	Huesos de la muñeca, dispuestos en dos filas en el extremo proximal de la mano.
METACARPIANOS	Huesos largos que forman la estructura de la palma de la mano.
FALANGES	Huesos largos, pequeños, de los dedos, tres en cada dedo

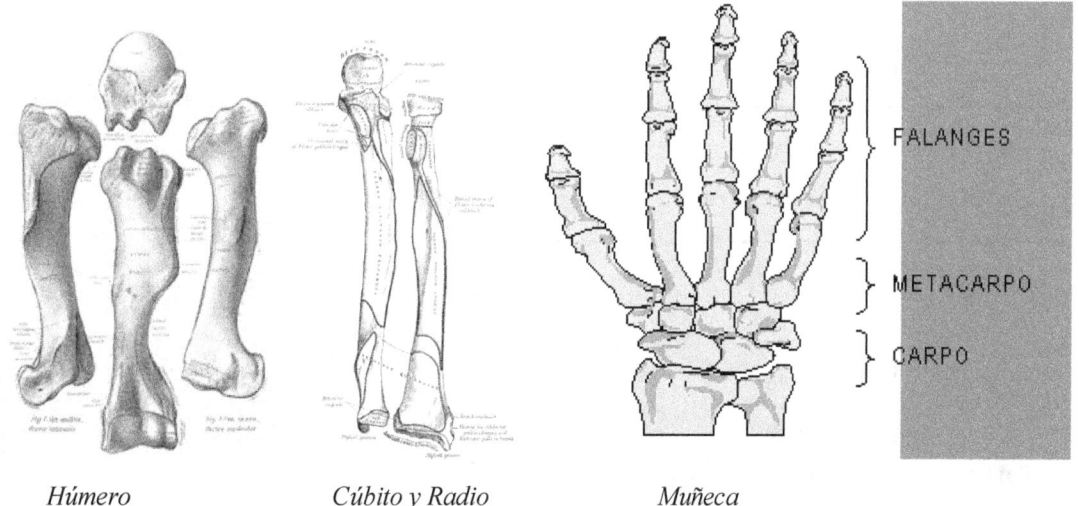

Húmero   *Cúbito y Radio*   *Muñeca*

HUESOS DE LA EXTREMIDAD INFERIOR Y SUS REFERENCIAS

Huesos	Descripción
COXAL	Hueso grande de la cadera, con el sacro y el cóccix forman la cavidad pélvica
FÉMUR	Hueso del muslo, es el hueso más largo y fuerte del cuerpo.
Cabeza	
Cuello	
Trocánter mayor	
Trocánter menor	
Línea intertrocantérea	
Línea áspera	
Crestas supracondíleas	
Cóndilos	
Epicóndilos	
Tubérculo del aductor mayor	
Tróclea	
Fosa intercondílea	
ROTULA	Choquezuela, el mayor hueso sesamoideo del cuerpo; enterrada en el tendón del músculo cuádriceps femoral
TIBIA	Hueso de la espinilla
Partes **Cóndilos**	
Espina de la tibia	
Cresta	
Tuberosidad anterior	
Maléolo interno	
PERONÉ	Hueso largo y delgado, del lado externo de la pierna
Partes **Maléolo externo**	
HUESOS DEL TARSO	Huesos que forman el talón y la parte proximal o posterior del pié
Partes **Calcáneo**	
Astrálago	
Arcos longitudinales	
Interno	
Externo	

METATARSIANOS	Huesos largos del pie
FALANGES	Pequeños huesos largos de los dedos de los pies, dos en cada dedo gordo, tres en los restantes

Tibia y peroné

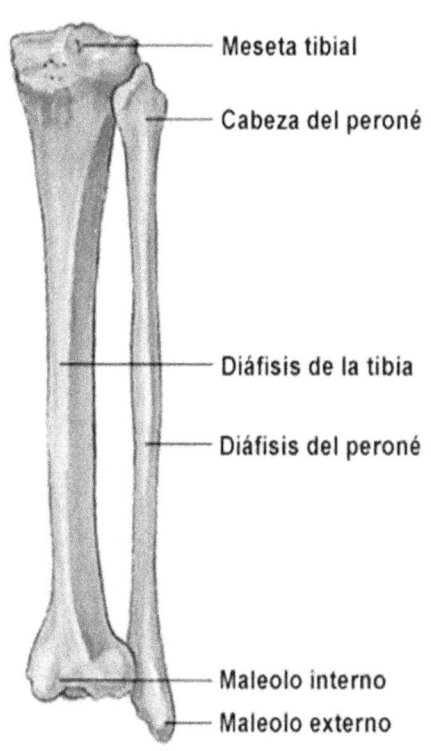

- Meseta tibial
- Cabeza del peroné
- Diáfisis de la tibia
- Diáfisis del peroné
- Maleolo interno
- Maleolo externo

Huesos del pie

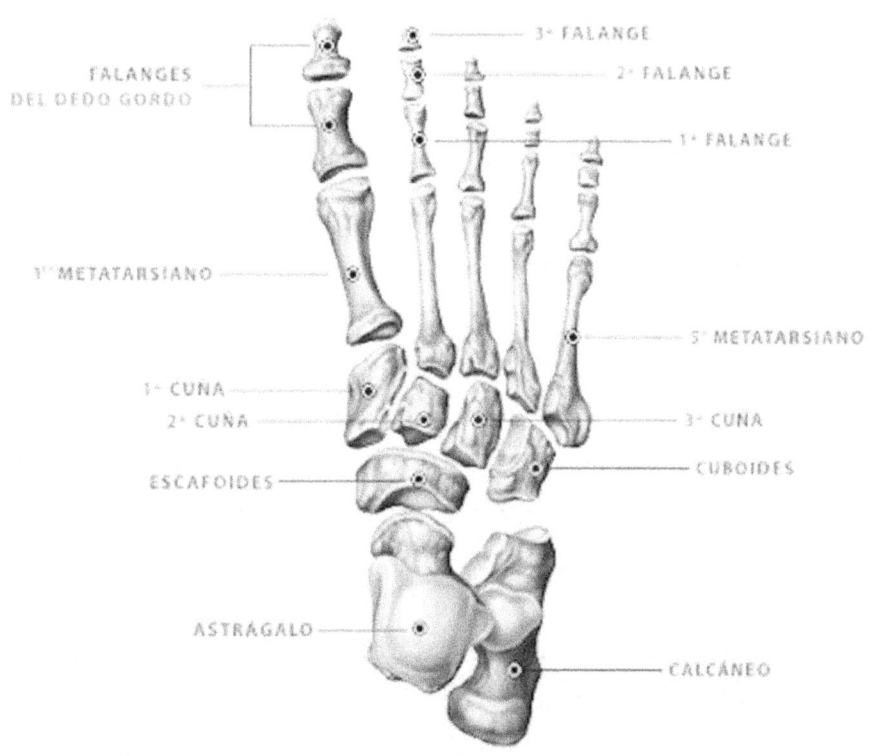

FALANGES DEL DEDO GORDO
3ª FALANGE
2ª FALANGE
1ª FALANGE
1ª METATARSIANO
5ª METATARSIANO
1ª CUÑA
2ª CUÑA
3ª CUÑA
ESCAFOIDES
CUBOIDES
ASTRÁGALO
CALCÁNEO

EJERCICIOS ANATOMÍA DOS

1- Ejemplo de un hueso largo

....
....

2- Diferencia entre osteoblastos y osteoclastos

....
....
....

3- ¿De qué está formado el tejido óseo esponjoso?

....
....
....

4- Proceso de reparación de una fractura ósea

....
....
....

5- Nombra algún hueso del cráneo

....
....

6- ¿Dónde están los senos frontales?

....
....

7- ¿Qué es la silla turca?

....
....

8- ¿Qué son las fontanelas?

....
....

9- ¿Qué es la escápula?

....
....

10- ¿Dónde está situado el cúbito?

....

TEMA III

ARTICULACIONES

1.-INTRODUCCIÓN

Las superficies de contacto entre dos huesos próximos se denomina **articulación**. Se define como el conjunto de partes blandas y duras por medio de las cuales se realiza el movimiento.

Las articulaciones se dividen en tres clases, articulaciones móviles o **diartrosis**; articulaciones semimóviles o **anfiartrosis**; articulaciones inmóviles o **sinartrosis**.

En cada articulación intervienen:

- Músculos
- Huesos
- Cápsula o manguito: Elemento estabilizador de la articulación, mantiene el líquido sinovial.
- Ligamentos: Estabiliza la articulación
- Cartílago hialino: Protege la articulación a las fricciones.

- Fibrocartílago intraarticular

- Membrana sinovial
- Líquido sinovial.

Anatomía del Codo

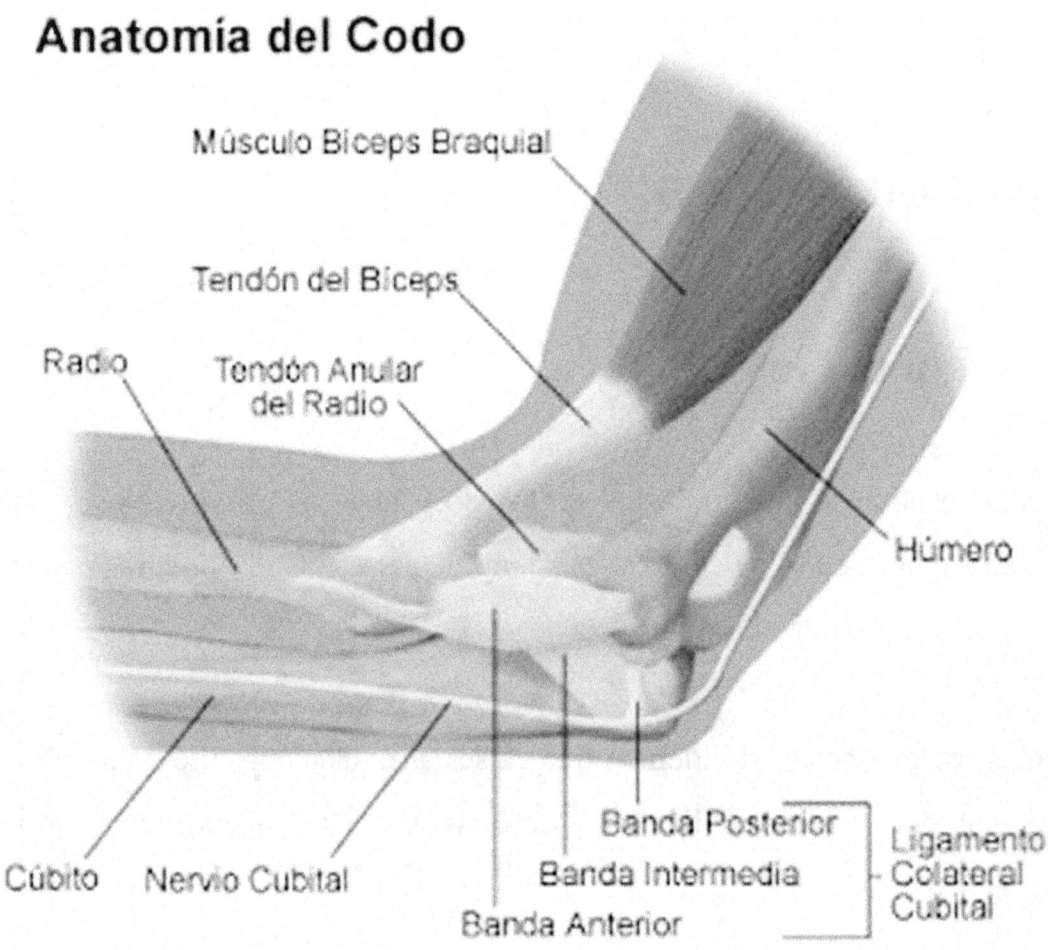

2.- CLASIFICACIÓN

Las articulaciones se pueden clasificar atendiendo a diversos criterios:

- **Inmóviles o sinartrosis:** Son articulaciones sin movimiento, como los huesos del cráneo. Se dividen en:

  - DENTADAS (hueso parietal y occipital)

- ESCAMOSAS (hueso parietal y occipital)

- ESCAMOSA (articulación que forma el parietal con el temporal) y es una sutura en bisel

- ESQUINDOLISIS, se presenta en unión del Vómer y el esfenoides.

- ARMÓNICA superficie de unión lisa.

- **Móviles o diartrosis:** Estén provista de un amplio grado de movilidad., las superficies articulares están cubiertas por sus cartílagos de revestimiento:

Según el tipo de movimiento que realizan:

-ARTRODITAS
- Superficies planas
- Realizan movimientos de deslizamiento
- Ejemplo: articulaciones intercervicales.

- TROCOIDES
- Superficies en forma cónica que se articula con la depresión reciproca que presenta la superficie de la otra.
- Realiza movimientos de rotación
- Ejemplo: articulación radiocubital próximal.

- TROCLEARES
- Articulaciones en forma de bisagra.
- Realizan movimientos de flexión y extensión
- Ejemplo: articulaciones del codo, rodilla etc.

- CONDILEA
- La superficie condílea de un hueso se articula con la cavidad elipsoidea del otro.
- Realizan movimientos biaxiales
- Ejemplo: articulación radio-carpiana.

- ENCAJE RECÍPROCO

(Silla de montar)

Superficie cóncavo-convexa, se articula con la superficie convexo-cóncava del otro.

Realiza todo tipo de movimientos

Ejemplo: articulación carpo-metarcapiana.

- **Semimóviles o anfiartrosis: Permiten** cierta movilidad, hay dos variedades, la primera verdadera (cuerpos vertebrales) y la segunda diartroanfiartrosis (pubis).

RESUMEN

CRITERIO		TIPO DE ARTICULACIÓN	EJEMPLO
Grado de movilidad	Elevado	Diartrosis	Codo, cadera
	Escaso	Anfiartrosis	Sínfisis pubis
	Nulo	Sinartrosis	Suturas craneales
Estructura	Tejido fibroso o cartalaginoso	Fibrosas	Suturas craneales
	Cartilago hialino o fibroso	Cartalaginosas	Sínfisis del pubis
	Cartílago articular Aparato capsulo ligamentoso	Sinovilaes	Cadera, codo
Tipo de movimiento	Deslizamiento	Artroditas	Intertarsianas

Flexo/ext.	Trocleares	Codo,rodilla
Rotación	Trocoides	Radio-cubital
Biaxiales	Condilea	Radio-carpiana
Todos	Enartrosis	Hombro-cadera

Tipos de Articulaciones

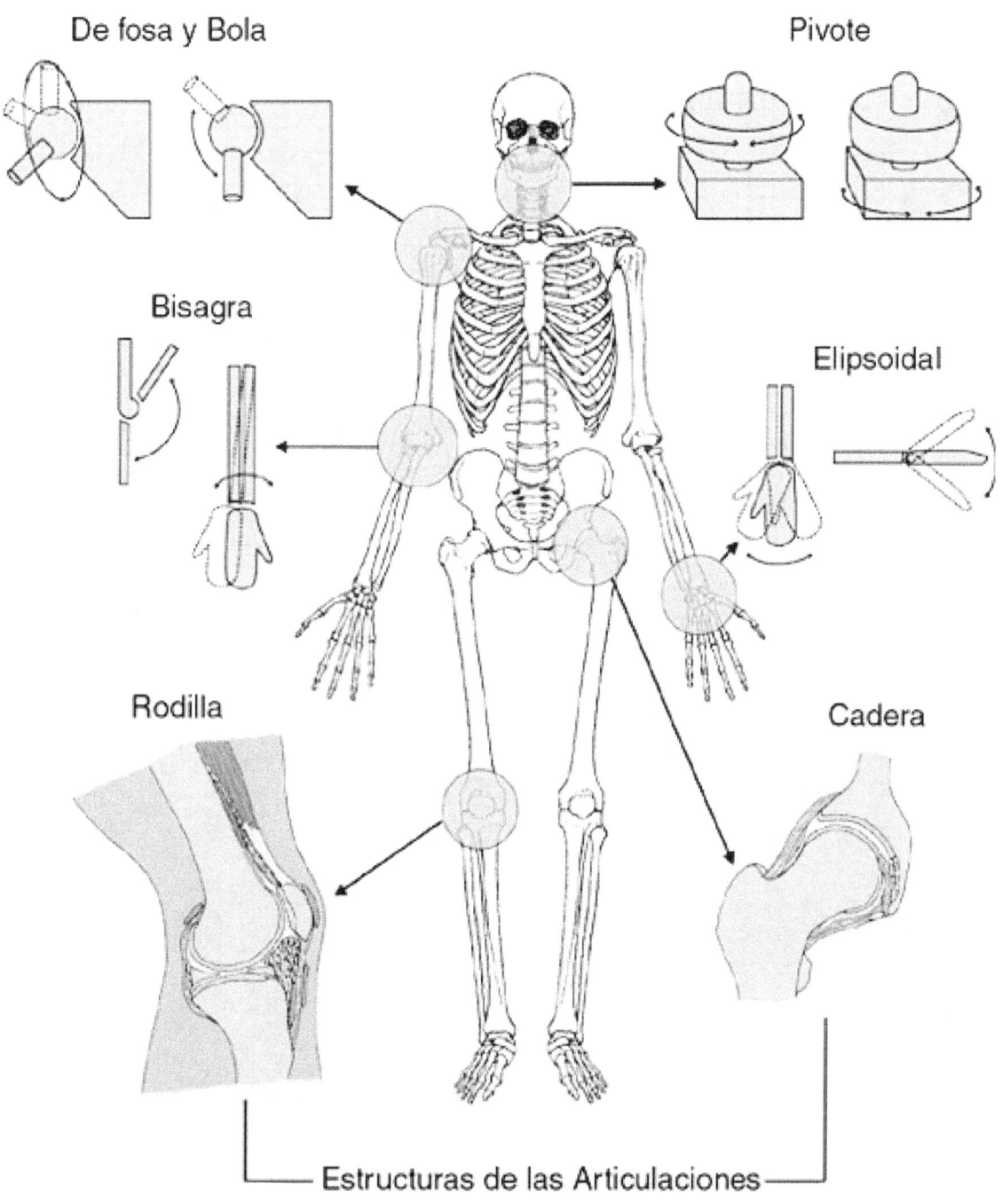

De fosa y Bola

Pivote

Bisagra

Elipsoidal

Rodilla

Cadera

Estructuras de las Articulaciones

EJERCICIOS ANATOMÍA TRES

1- Las articulaciones móviles se llaman…

…………………………………………………………

…………………………………………………………

…………………………………………………………

2- Define una articulación

…………………………………………………………

…………………………………………………………

…………………………………………………………

3- ¿Qué función cumplen los ligamentos?

…………………………………………………………

…………………………………………………………

…………………………………………………………

4- Ejemplo de articulación tipo bisagra

…………………………………………………………

…………………………………………………………

…………………………………………………………

5- Componentes de una articulación

…………………………………………………………

…………………………………………………………

…………………………………………………………

1.-SISTEMA MUSCULAR

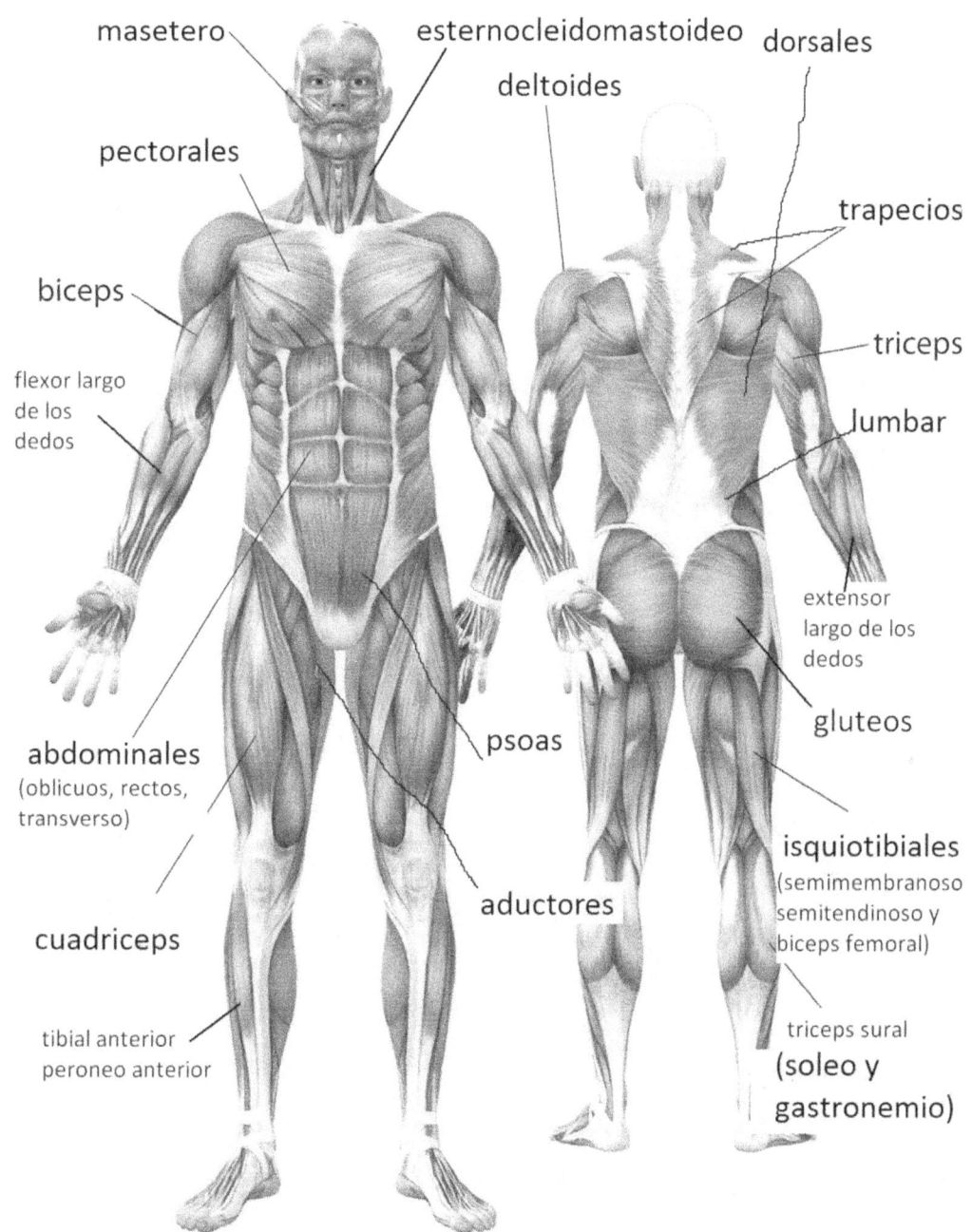

Los músculos esqueléticos son los elementos activos del movimiento, el tejido muscular queda repartido en el cuerpo de la siguiente forma:

- Musculatura lisa y cardiaca, formada por los músculos de vísceras, corazón, vasos sanguíneos etc...
- Musculatura estriada, formada por la musculatura esquelética.

1.1 Estructura del músculo

- EPINISIO: Tejido conjuntivo que rodea la totalidad del músculo.
- ENDOMISIO: Tejido conjuntivo fino que rodea cada célula muscular.
- PERIMISIO: Tejido conjuntivo que rodea grupos de células musculares.
- PAQUETE MUSCULAR: Está formado por haces musculares. La unión de varios paquetes musculares forma el músculo.
- MIOFIBRILLAS: Son las células musculares: Su unión da lugar a una fibra y la unión de varias fibras forma un haz muscular.
- SARCÓMERO: Unidad funcional de las miofibrillas.
- SARCOLEMA: Membrana plasmática de la célula muscular.
- SARCOPLASMA: Citoplasma de la célula muscular.

1.2 Funciones:

- Producir movimiento
- Producir calor
- Mantener la postura

1.3 Clasificación

- Según tamaño: cortos. Ejemplo: pronador cuadrado

   largos Ejemplo: bíceps

Según forma:
        ancho Ejemplo: trapecio.
        longitudinales o fusiformes
        oblicuo o penniforme:
                          Unipeinados
                          Bipeinados
                          Multipeinados

- Según las articulaciones que cruzan
  - monoarticulares.   Ejemplo: supraespinoso
  - biarticulares.   Ejemplo: biceps
  - poliarticulares: Ejemplo: flexor común dedos

- Según el número de masas musculares
  - bíceps
  - tríceps
  - cuádriceps

- Según localización
  - superficiales   Ejemplo. trapecio
  - profundos   Ejemplo: serrator

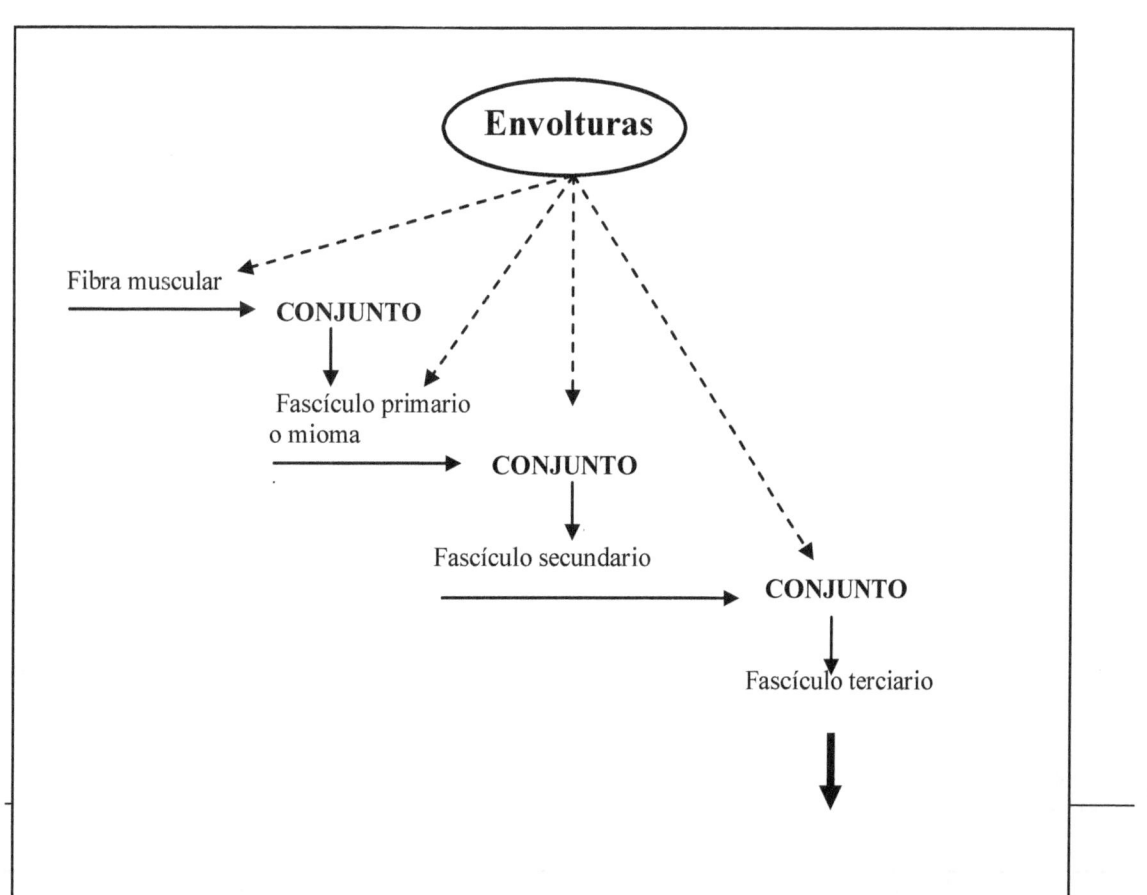

49

2.- FIJACIONES MUSCULARES

- ORIGEN: Es el punto de unión que no se mueve cuando el músculo se contrae.

- INSERCIÓN: Es el punto de fijación que se mueve cuando hay contracción muscular.

  La mayoría de los músculos se insertan en los huesos y esta unión se realiza por medio:

  - TENDÓN: Tejido fibroso formado por la unión del epimiso, perimiso y endomisio del músculo. Tiene forma de cuerda.

  - APONEUROSIS: Tejido conjuntivo, prolongación de la capa que envuelve al músculo, es ancha y plana.

  Ambos son robustos y potentes.

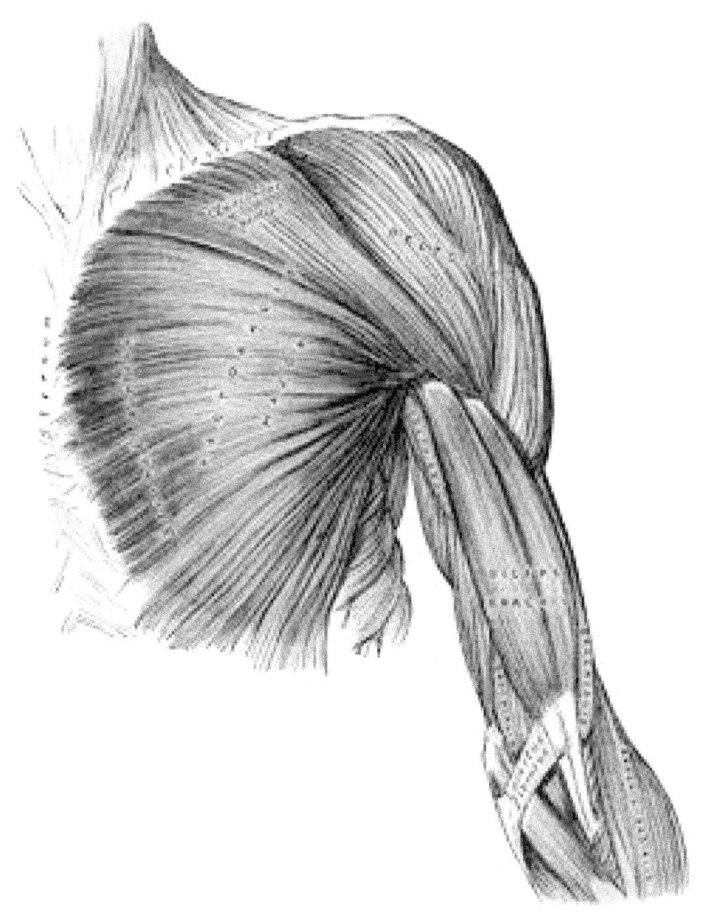

3- MOVIMIENTOS CORPORALES

Los movimientos corporales se producen a consecuencia de la contracción muscular, aplicada a un sistema de palancas óseas que son desplazadas. Una **palanca ósea** consta de:

- P : Potencia
- R. Resistencia
- A: Punto de apoyo

Hay tres tipos de palancas óseas:

                                       Punto de apoyo (A), se sitúa entre potencia y

Primer género	resistencia. Ej. peso de la cabeza (R), es contrarrestado por la acción de los músculos de la nuca (P), siendo la columna el punto (A)
Segundo género	La resistencia (R) se halla entre la potencia y punto de apoyo. . Ej. el pie A) se apoya en el suelo y el peso del cuerpo (R) se aplica a través de los huesos de la pierna, mientras que la contracción de los músculos gemelos (P), hace levantar el miembro.
Tercer genero	La potencia se encuentra entre la resistencia (R) y el punto de apoyo (A). Ej. Huesos del antebrazo que se apoyan en la articulación del codo (A).Y el músculo bíceps que se contrae (P) venciendo el peso del antebrazo.

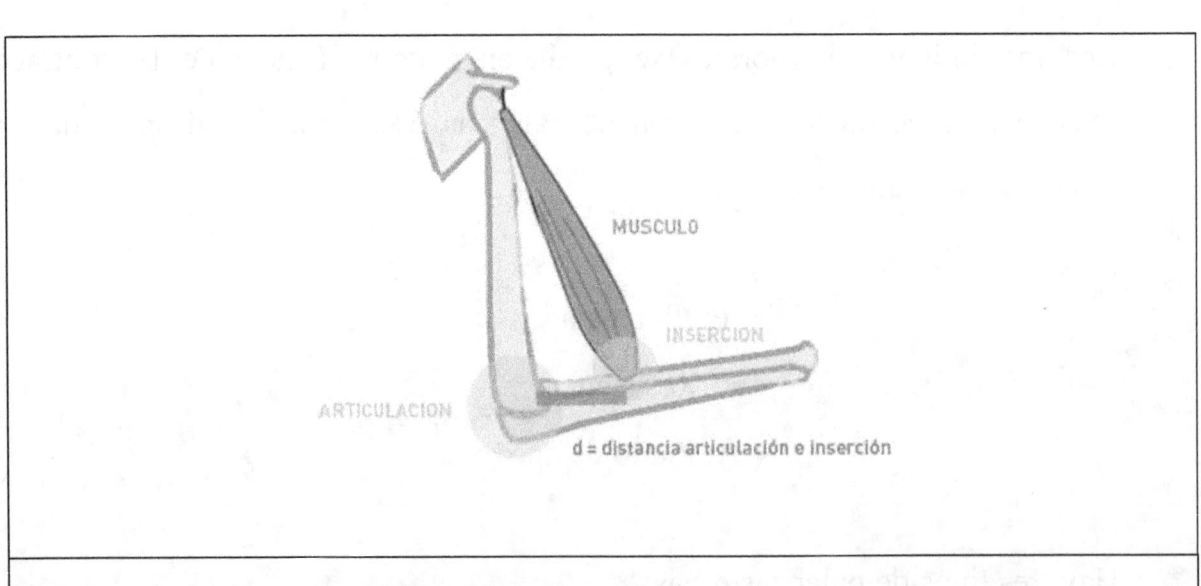

MUSCULO

INSERCION

ARTICULACION

d = distancia articulación e inserción

PALANCAS ÓSEAS: **P**- potencia; **R** – resistencia; **A** – punto de apoyo

4.- CLASIFICACIÓN DE LOS MÚSCULOS

Cuando dos o mas músculos participan en la realización del mismo movimiento, tienen acción sinérgica y se les denomina músculos **agonistas.**

Si por el contrarío realizan acciones opuestas (Ej.: flexión y extensión) se dice que son **antagonistas.**

4.1 Clasificación:

a)- FLEXORES: Aquellos que doblan las articulaciones de las extremidades. Ejemplo: bíceps braquial, braquial anterior.

b)- EXTENSORES: Son los que realizan el enderezamiento de las extremidades. También son músculos extensores los de la espalda. Ejemplo: Tríceps braquial.

c) –ABDUCTORES o SEPARADORES: Alejan los miembros de la línea media. Ejemplo: Deltoides y supraespinoso.

d) – ADUCTORES: Llevan los miembros hacia la línea media. Ejemplo: pectoral mayor.

e) - ROTADORES: Hacen girar un miembro alrededor de su eje longitudinal. En el caso de miembro superior, se habla de **supinación** o **rotación externa**, cuando la rotación del miembro se hace hacia fuera de manera que la mano quede mirando hacia arriba, y se habla de **pronación** o **rotación interna** cuando el giro es hacia dentro y la mano queda ligeramente orientada hacia abajo.

d)- MOVIMIENTO DE CIRCUNDICIÓN: Es un movimiento combinado, que implica simultáneamente la realización de movimientos de flexión, extensión, abducción, aducción y rotación.

MÚSCULOS DE LA CABEZA Y CUELLO

Músculos de la cabeza: Son generalmente de tipo cutáneo ya que se insertan en la piel, tienen poca potencia y generalmente son planos. Son responsables de los movimientos de expresión de la cara, ya que sus contracciones tiran de la piel.

Músculos del cuello:

- LATERALES DEL CUELLO: Largos, gruesos y potentes. Ejemplo: Esternocleidomastoideo
- MÚSCULOS HIOIDEOS: Situados en la parte anterior del cuello, se insertan en el hueso hioides. Ej.: tirohioideo.

- MÚSCULOS PREVERTEBRALES: Situados delante de la columna. Son responsables de la flexión de la cabeza.

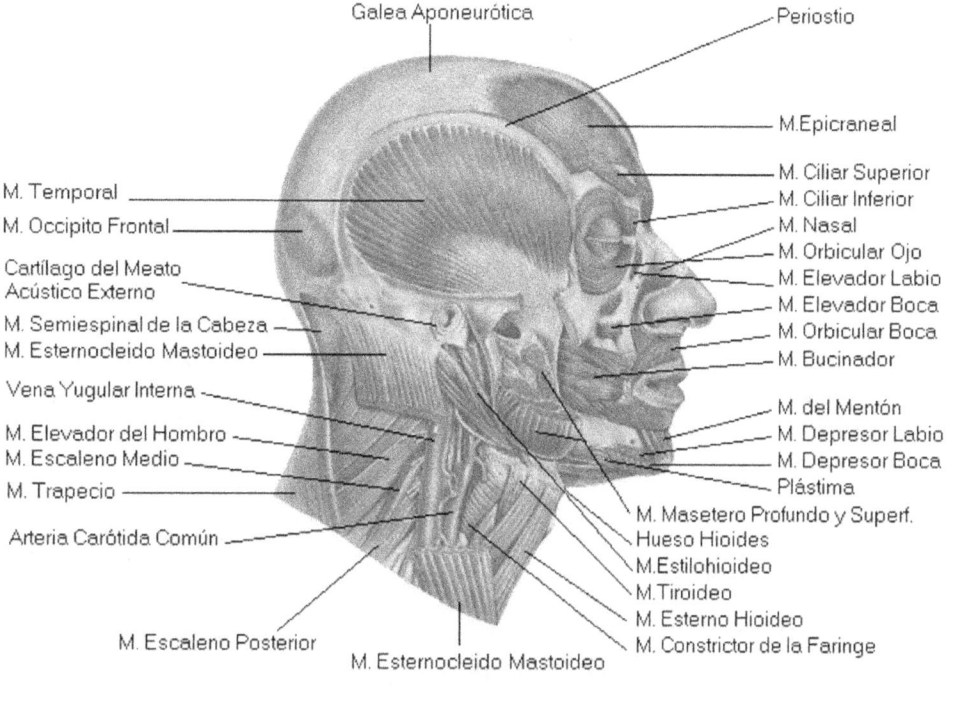

MÚSCULOS DEL TRONCO

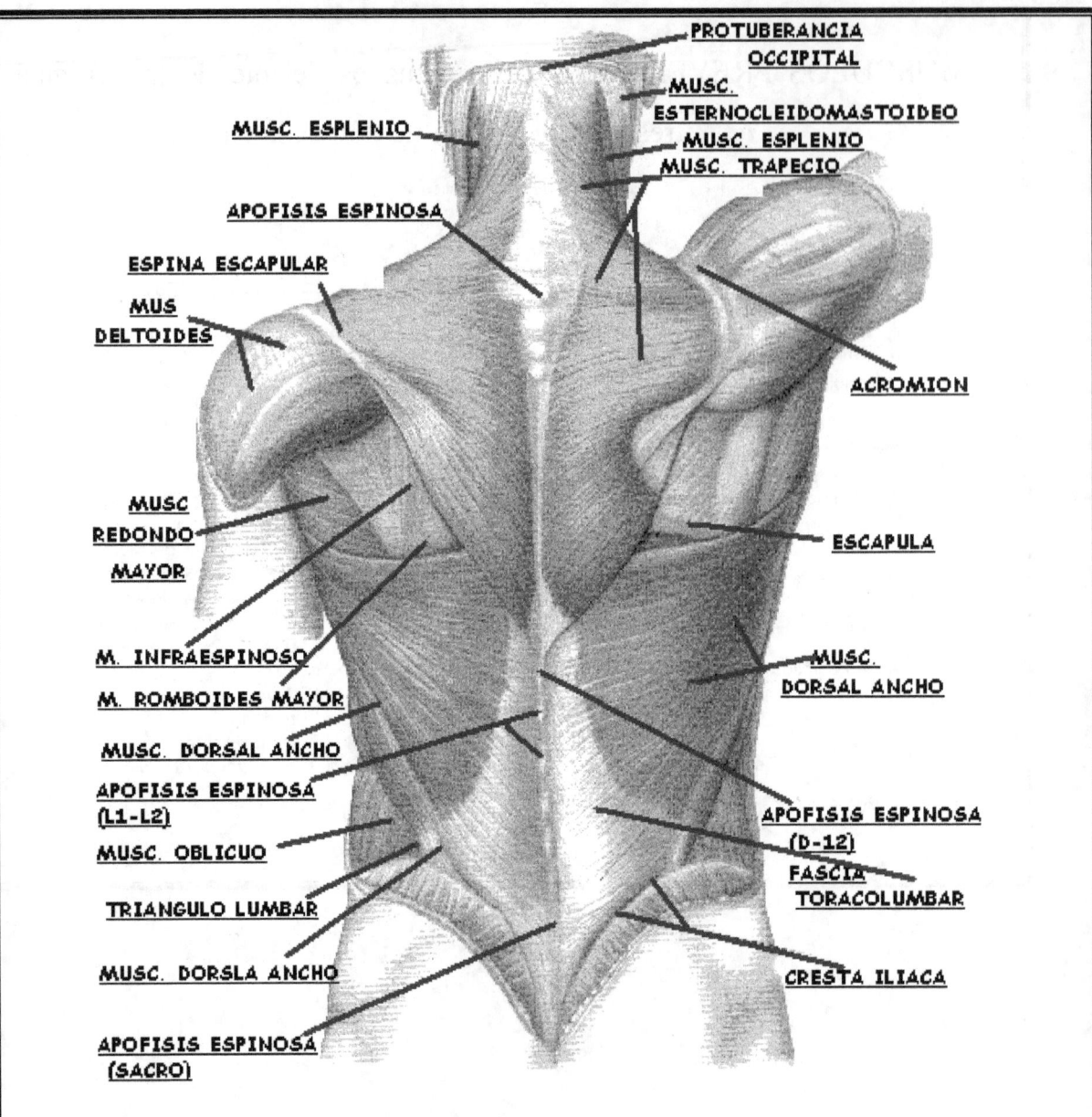

Parte posterior del tronco (espalda)

- TRAPECIO: Realiza la elevación del hombro.

- DORSAL ANCHO: Tira el brazo hacia abajo cuando se encuentra elevado.

- ROMBOIDES: Lleva el omóplato hacia la columna.

- MÚSCULOS DE LOS CANALES VERTEBRALES: Situados en un plano profundo en ambos lados de la columna vertebral. Realizan la extensión de la columna, permitiendo mantener el cuerpo en posición ortostática.

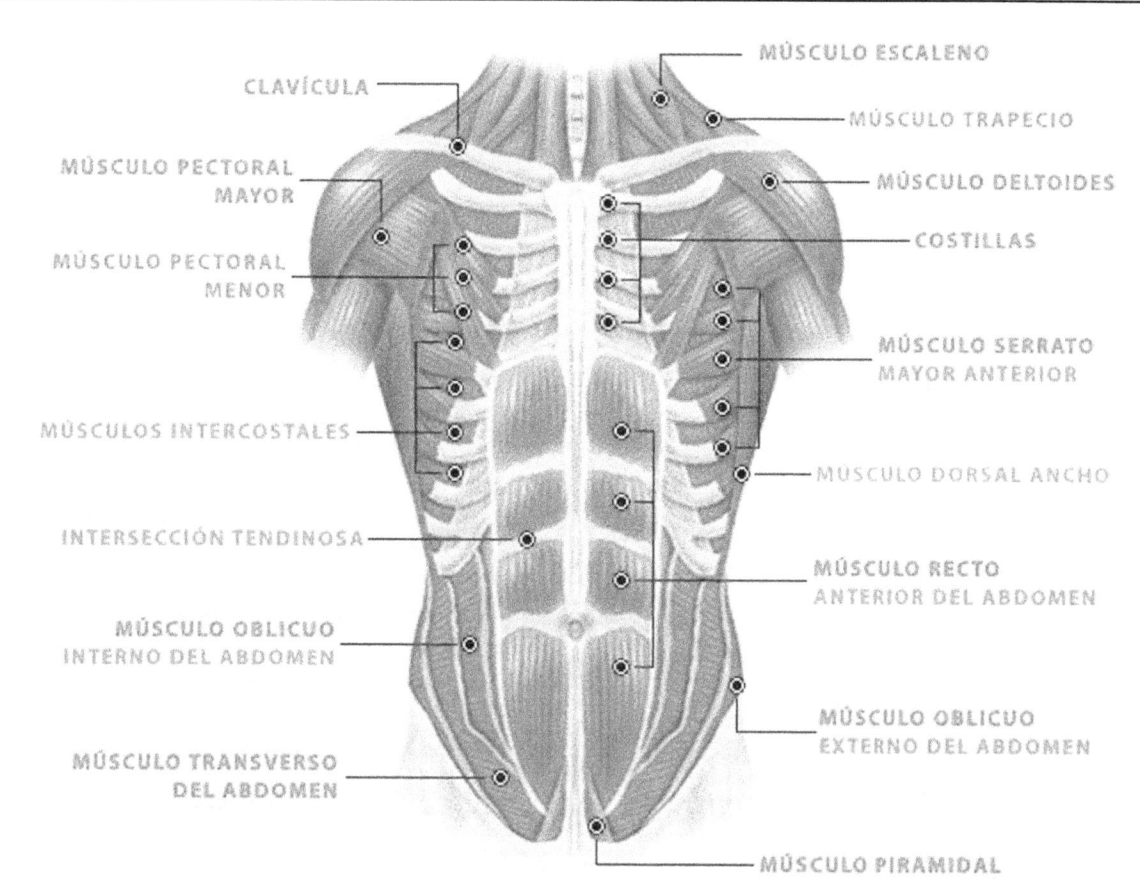

MÚSCULO ESCALENO

CLAVÍCULA

MÚSCULO TRAPECIO

MÚSCULO PECTORAL MAYOR

MÚSCULO DELTOIDES

COSTILLAS

MÚSCULO PECTORAL MENOR

MÚSCULO SERRATO MAYOR ANTERIOR

MÚSCULOS INTERCOSTALES

MUSCULO DORSAL ANCHO

INTERSECCIÓN TENDINOSA

MÚSCULO RECTO ANTERIOR DEL ABDOMEN

MÚSCULO OBLICUO INTERNO DEL ABDOMEN

MÚSCULO OBLICUO EXTERNO DEL ABDOMEN

MÚSCULO TRANSVERSO DEL ABDOMEN

MÚSCULO PIRAMIDAL

Cara anterior del tórax:

- PECTORAL MAYOR: Situado en un plano superficial. De forma triangular, desarrolla una gran fuerza. Realiza el descenso y rotación interna del húmero (brazo).

- PECTORAL MENOR: Situado en un plano mas profundo. Presenta en su parte externa varios fascículos que se insertan en las primeras costillas. Por su parte interna en la escápula. Al contraerse, si la escápula está fija, participa en los movimientos respiratorios ya que eleva las costillas.

- SERRATO MAYOR.: Une las primeras costillas con la escápula. También participa en los movimientos respiratorios.

- MÚSCULOS INTERCOSTALES: Situados en tres planos, interno, medio y externo. Se inserta entre cada dos costillas. Participan también en los movimientos respiratorios.

Pared del abdomen

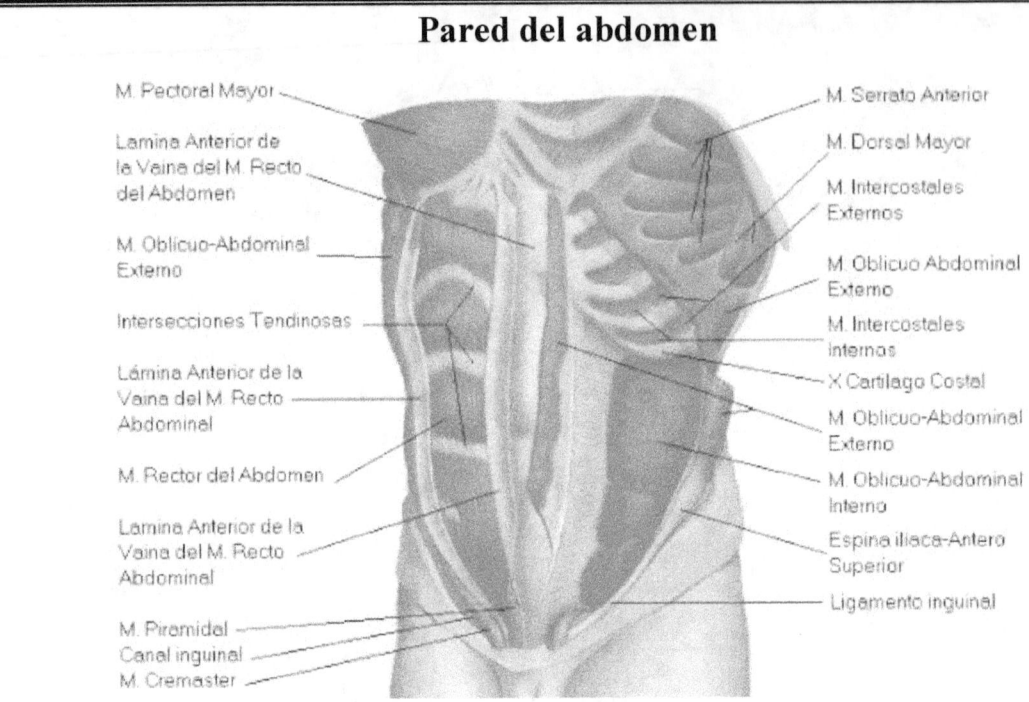

M. Pectoral Mayor

Lamina Anterior de la Vaina del M. Recto del Abdomen

M. Oblicuo-Abdominal Externo

Intersecciones Tendinosas

Lámina Anterior de la Vaina del M. Recto Abdominal

M. Rector del Abdomen

Lamina Anterior de la Vaina del M. Recto Abdominal

M. Piramidal
Canal inguinal
M. Cremaster

M. Serrato Anterior

M. Dorsal Mayor

M. Intercostales Externos

M. Oblicuo Abdominal Externo

M. Intercostales Internos

X Cartilago Costal

M. Oblicuo-Abdominal Externo

M. Oblicuo-Abdominal Interno

Espina iliaca-Antero Superior

Ligamento inguinal

- OBLICUO MAYOR, MENOR y TRANSVERSO: Están dispuestos en tres planos de fuera a dentro. Al contraerse comprimen el abdomen y ayudan a elevar el diafragma. Se consideran músculos respiratorios.

- RECTOS ANTERIORES: Son músculos largos que se extienden verticalmente en la cara anterior del abdomen. Realizan la flexión del tronco.

MÚSCULOS DE LAS EXTREMIDADES SUPERIORES

Músculos del hombro:

- DELTOIDES: Es el más superficial de los músculos de esta región. Tiene forma triangular. Es el elevador del brazo.

- SUPRAESPINOSO: Se extiende entre la escápula y el húmero. Es el separador del brazo, participando también en la elevación. del mismo.

- INFRAESPINOSO: Al igual que el anterior se extiende entre la escápula y el húmero. Realiza la rotación externa del brazo.

- REDONDO MAYOR y REDONDO MENOR: El redondo menor tiene las mismas funciones que el supraespinoso. El redondo mayor desplaza el brazo hacia fuera y hacia atrás.

- SUBESCAPULAR: Se comporta como una especie de almohadilla que permite el desplazamiento de la escápula sobre el mismo. Realiza la aproximación y rotación interna del brazo.

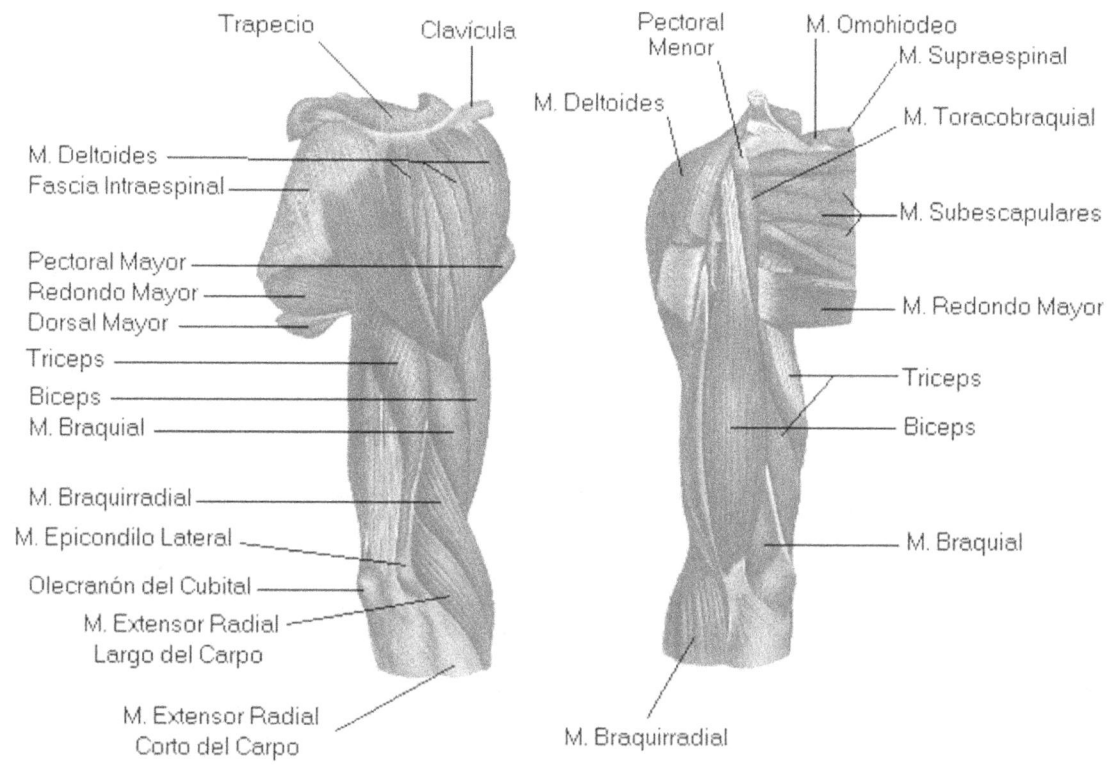

Músculos del brazo:

- CORACOBRAQUIAL: Desplaza el brazo hacia delante y hacia atrás, según sea la posición de partida del mismo.

- BRAQUIAL ANTERIOR: Permite la flexión del antebrazo sobre al brazo.

- BÍCEPS: Realiza la flexión del antebrazo sobre el brazo.

- TRÍCEPS: Consta de tres porciones, que su unión da lugar a un tendón que se inserta en el olécranon del cubito. Realiza movimientos de extensión del antebrazo.

-

Músculos del antebrazo y la mano

Los músculos que se sitúan en la cara anterior del antebrazo y se extienden a la muñeca y mano, realizan los movimientos de flexión de la muñeca y dedos.

- **PALMAR MAYOR, PALMAR MENOR Y CUBITAL ANTERIOR.**

Los músculos extensores de la mano, al igual que los anteriores saltan entre el antebrazo y mano donde se insertan

- **CUBITAL POSTERIOR Y RADIALES**

Los músculos que se insertan por su extremo distal en las falanges de los dedos permiten la realización de movimientos especializados y finos.

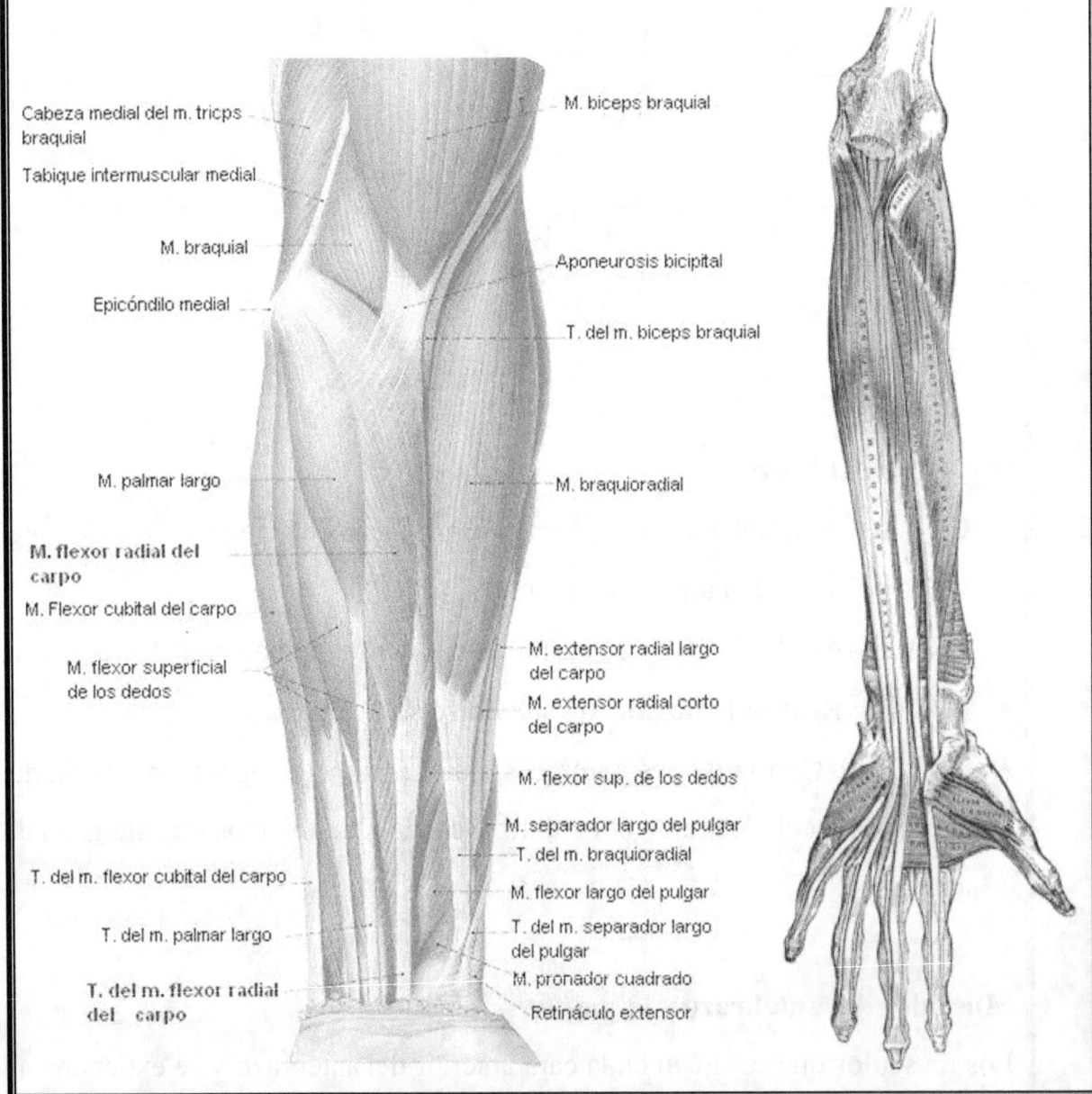

MÚSCULOS DE LA PELVIS Y EXTREMIDADES INFERIORES

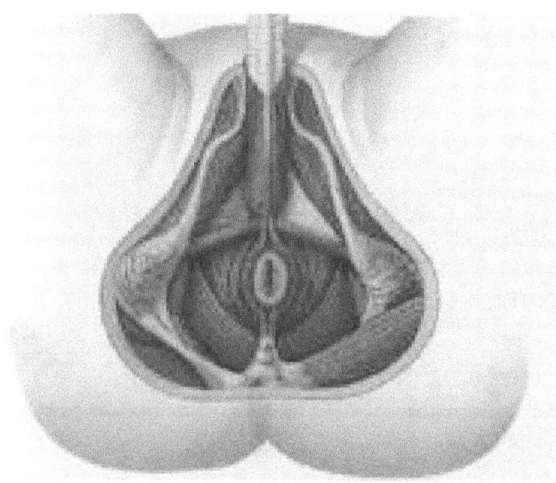

Masculina

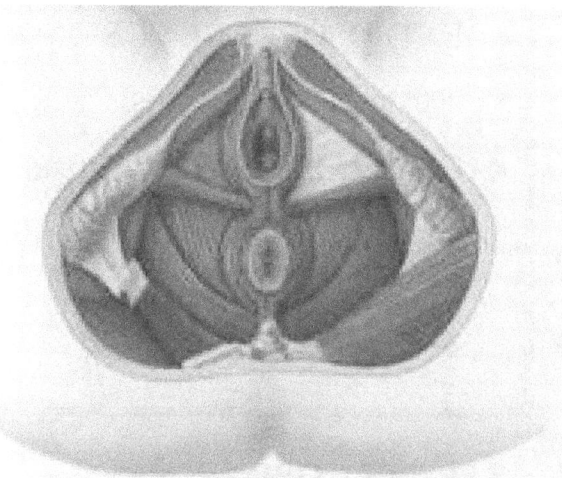

Femenina

Músculos de la región lumbo-ilíaca

- CUADRADO LUMBAR: Al contraerse unilateralmente inclina el tronco hacia el mismo lado. También participa de la respiración como músculo espiratorío, ya que tira hacia debajo de la última costilla.

- PSOAS – ILIACO: Contribuye a mantener la posición ortostática (de pié)

Músculos de la pelvis

- GLÚTEOS: Son tres y permiten mantener la posición de ortostatismo y la estática corporal.

- MÚSCULOS OBTURADORES Y CUADRADO CRURAL: Realizan la rotación externa del fémur.

Músculos del muslo

- CUADRICEPS CRURAL: Formado por cuatro porciones: recto anterior, vasto interno, vasto externo y crural. Realiza la extensión de la pierna.

- ADUCTORES: Realizan la aducción o aproximación del muslo.

- SEMIMEMBRANOSO, SEMITENDINOSO Y BICEPS CRURAL: Situados en la cara dorsal del muslo. Flexionan la pierna sobre el muslo.

Músculos de la pierna

- TIBIAL ANTERIOR: Realiza la flexión dorsal del pié.

- EXTENSORES DE LOS DEDOS: Realizan la extensión de los dedos de los pies.

- GEMELOS Y SOLEO: Situados en el plano posterior de la pierna. Realizan la extensión del pié durante la marcha.

PARA RECORDAR

CLASIFICACIÓN DE LOS MÚSCULOS

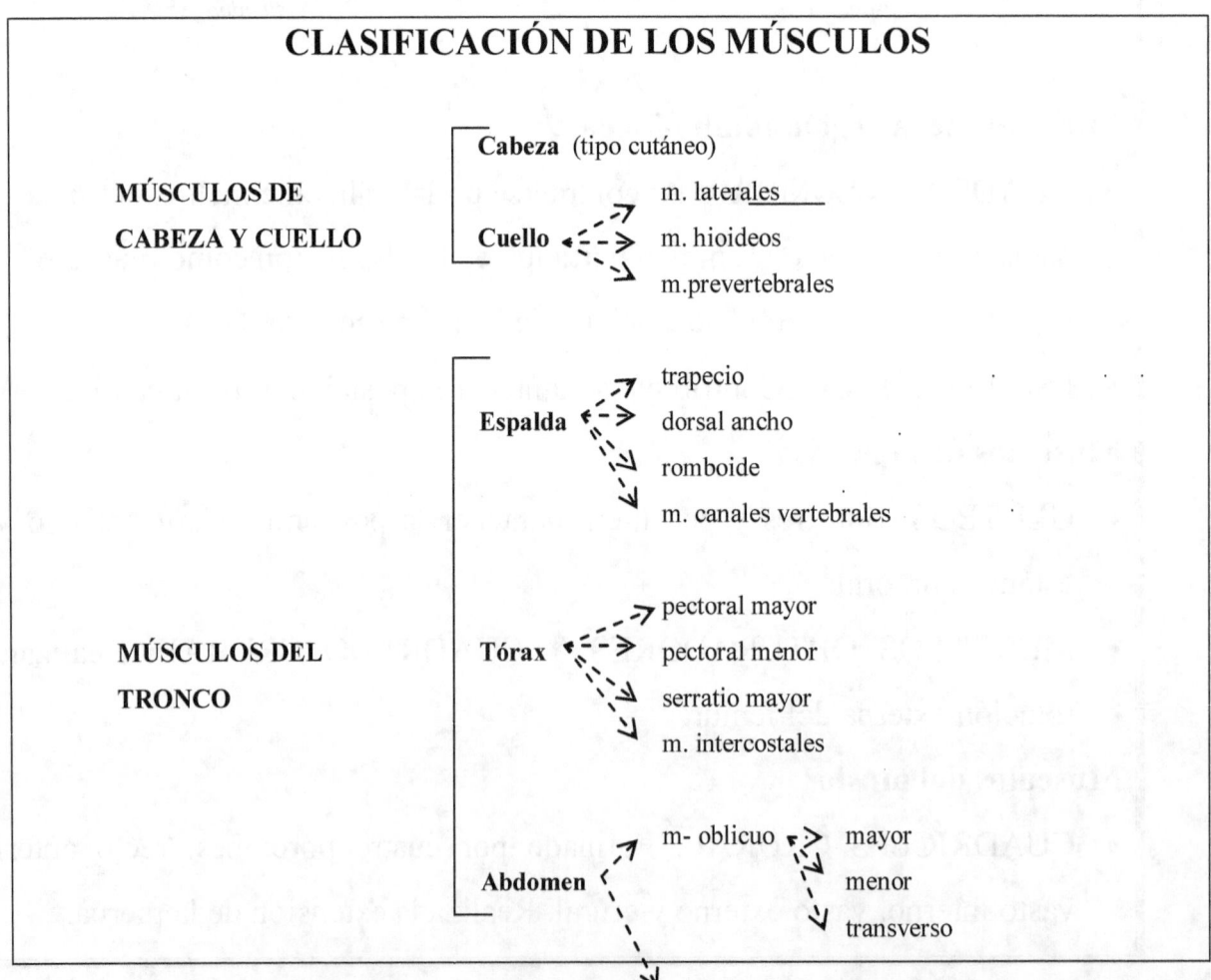

MÚSCULOS DE CABEZA Y CUELLO

Cabeza (tipo cutáneo)

Cuello
- m. laterales
- m. hioideos
- m.prevertebrales

MÚSCULOS DEL TRONCO

Espalda
- trapecio
- dorsal ancho
- romboide
- m. canales vertebrales

Tórax
- pectoral mayor
- pectoral menor
- serratio mayor
- m. intercostales

Abdomen
- m- oblicuo
  - mayor
  - menor
  - transverso

rectos anteriores

MÚSCULOS DE EXTREMIDADES SUPERIORES

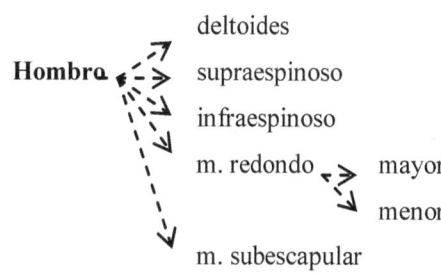

Hombro
- deltoides
- supraespinoso
- infraespinoso
- m. redondo
  - mayor
  - menor
- m. subescapular

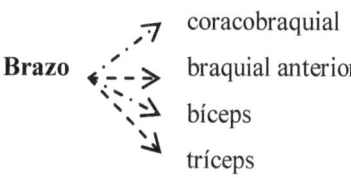

Brazo
- coracobraquial
- braquial anterior
- bíceps
- tríceps

Antebrazo y mano

MÚSCULOS DE PELVIS Y EXTREMIDADES INFERIORES

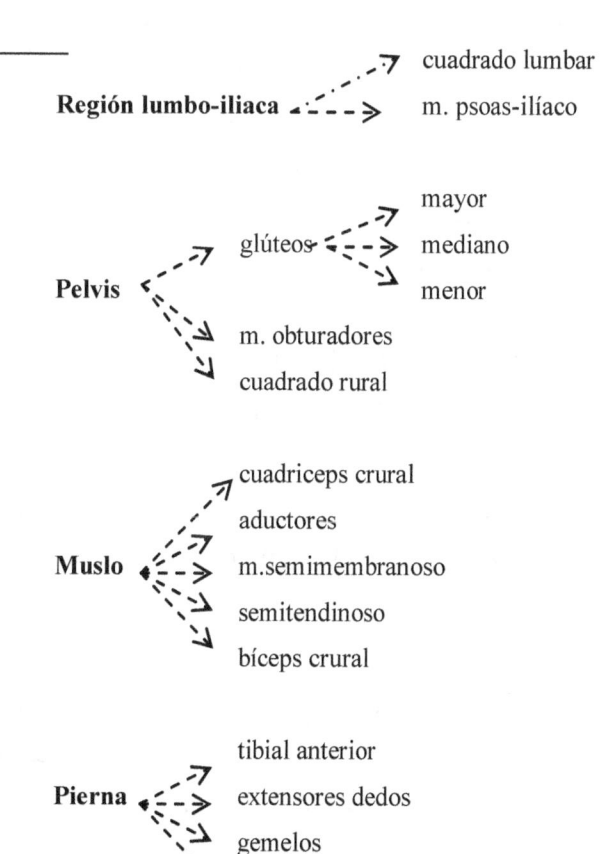

Región lumbo-iliaca
- cuadrado lumbar
- m. psoas-ilíaco

Pelvis
- glúteos
  - mayor
  - mediano
  - menor
- m. obturadores
- cuadrado rural

Muslo
- cuadriceps crural
- aductores
- m.semimembranoso
- semitendinoso
- bíceps crural

Pierna
- tibial anterior
- extensores dedos
- gemelos
- soleo

EJERCICIOS ANATOMÍA CUATRO

6- Tipos de musculatura

....
....

7- Funciones de los músculos

....
....
....

8- ¿Qué es un tendón?

....
....
....

9- ¿De qué elementos consta una palanca ósea?

....
....
....

10- Diferencia entre músculos flexores y extensores

....
....

6- Algunos músculos del tronco

....
....

7- Función del pectoral mayor

....
....
....

8- Función del deltoides

....
....
....

9- ¿Dónde está situado el cuádriceps crural?

....
....

10- ¿Para qué sirven los músculos gemelos?

....
....